# 「安静」が危ない！1日で2歳も老化する！

「らくらく運動療法」が
病気を防ぐ！
治す！

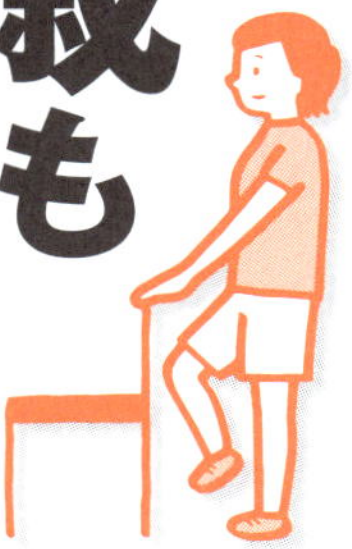

上月正博
Kohzuki Masahiro
東北大学大学院医学系研究科教授
医学博士

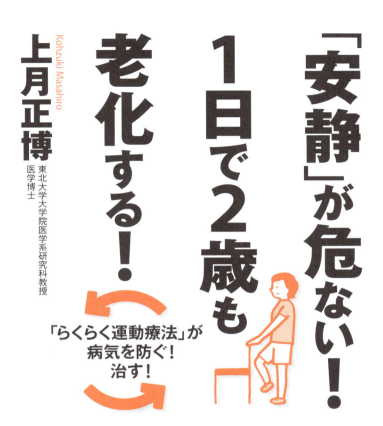

JN187229

さくら舎

# はじめに——深刻な運動不足病

運動が重要なことを知っている人は多いのですが、実際、運動を実行している人はあまりおらず、途中でやめる人は後を絶ちません。

国民の1日の歩数は、この10年で1０００歩近く減少しています。

**運動不足が健康に及ぼすリスクは喫煙に匹敵《ひってき》すること、1日につき15分から30分程度の運動をしない人は、平均寿命が3〜5年短い**ことが指摘されています。

運動不足になると、肥満、がん、糖尿病《とうにょうびょう》、脂質異常症、メタボリックシンドローム、高尿酸血症《こうにょうさんけっしょう》、認知症、うつ病、ロコモティブシンドローム（運動器症候群）など、さまざまな国民病の大きな原因にもなります。

高齢者や病弱な人、それどころか安静にしていたほうがいいと思われている心臓病や呼吸器病などを患《わずら》う病人であっても、身体を動かすことはとても大切です。にもかかわらず、いまや老いも若きも、健康な人も病気の人も、「安静の害」の状況に陥《おちい》っています。

人はたった1日の「安静」で1〜2歳老化してしまいます。まさに**「安静の危機」**といえます。

大学病院に勤務するリハビリテーション科専門医である私は、そのことを痛感し、誰でもどこでも手軽にできる「らくらく運動療法」を提唱しています。

本書では、「転倒防止」「寿命をのばす」「見た目が若返る」「運動障害予防」の運動の方法を紹介しています。

さらに、「腰痛をなおす」「シワやシミを増やさない」「認知症を予防する」など36の症状別・部位別の運動の方法も示しています。興味に応じてどこから読みはじめても構いません。

ハーバード大学のショーン・エーカー博士は、決意をなかなか行動に移せない人に「20秒ルール」をすすめています。

運動をやろうと思っても運動靴を探したりしている間に20秒以上たってしまうと、決意がゆらいで、やる気がなくなってしまうのだそうです。

20秒以内に実行に移すためには、枕元にあらかじめ運動着、運動靴、運動器具を置いておくと、決意がゆるがないうちに取り組めるのだそうです。

しかしそのような準備なしでもはじめられる運動であれば、もっと継続できるのではないでしょうか。

本書は、そうしたことを考えてつくられた「らくらく運動療法」の具体的な指南本です。運動に慣れていない人でも、無理なく安全に取り組めます。また特別な器具は必要ないため、いつでもどこでも、思いたったらすぐできます。

読者のみなさんが、自宅や職場で積極的に身体を動かし、「安静の危機」から脱却して健康になり、運動がもたらすさまざまなメリットを享受《きょうじゅ》されるきっかけになれば幸いです。

●目次



## 第1章　動かないと急速に衰えるヒトの身体

## 第2章　脱安静、脱運動不足で身体はこう変わる

# 第3章 「らくらく運動療法」は最高のクスリ



A
B
C
D
E

# 第4章 らくらく若返り運動療法のやり方

## 第5章 らくらくケガなし運動療法のやり方

## 第6章 らくらく症状別・部位別運動療法のやり方

# 「安静」が危ない！　1日で2歳も老化する！

――「らくらく運動療法」が病気を防ぐ！　治す！

# 第1章

# 動かないと急速に衰えるヒトの身体

## ●運動不足は世界的伝染病

わが国は１００歳を越える人が６万人にも達する世界一の超高齢社会の国となりました。

高齢者が多い国というのは、医療・衛生環境に恵まれ、安全な国であることの証拠です。元気な高齢者が多く、また、介護保険のおかげで一定水準の介護福祉が受けられるようになり、家族の負担もだいぶ減りました。

しかし、わが国における介護および介護予防サービスに要する費用は８兆円を超えています。**高齢者が要介護状態に陥《おちい》る過程には意図しない衰弱《すいじゃく》、筋力の低下、活動性の低下、認知機能の低下、精神活動の低下など健康障害を起こしやすい脆弱《ぜいじゃく》な状態を経ることが多く、これらの状態を「フレイル」**（32ページ参照）とよんでいます。

一方、テクノロジーの進歩はめざましく、高解像度の大画面テレビの鮮明な映像のおかげで、歩けない人でも、いながらにして世界旅行を疑似《ぎじ》体験できるような、ますます便利な環境になっています。

しかし、この環境には危険な罠《わな》があります。運動不足の人がどんどん増えているのです。英国に「ランセット」という権威ある臨床《りんしょう》医学の専門雑誌があります。その「ランセット」の２０１２年７月号の特集は「身体活動」でした。

「ランセット」にそうした特集が組まれるほど、いまや運動不足が世界的に問題視されているわけです。「ランセット」は、**「運動不足は世界的伝染病である。」**世界中に拡がっているこの問題を、各国政府は感染症、伝染病と同様に取り組むべきである」と提言しています。なぜなら運動不足は、肥満、がん、糖尿病《とうにょうびょう》、脂質異常症、うつ病、認知症などさまざまな国民病の誘因になり、ひとり暮らしをしていたり、基礎体力が低下していたりする高齢者にとっては、**自立を脅《おびや》かす大敵**だからです。

「ランセット」では、各国の男女別の「運動不足」者の割合が示されています。ここでいう「運動不足」とは、**「1日30分以上の運動を週に5日以上、または1日20分以上の高強度の運動を週に3日以上していない」**状態です。

その結果、世界の青少年の10人中8人、成人の3人に1人が運動不足でした。文明が生んだ快適な暮らしと、それにともなう運動不足は、まさに伝染病のように瞬《また》く間に世界中に広まっていったのです。

## ●たった1日の安静で1～2歳老化する

ヒトは**30歳を過ぎると、1歳年をとるごとに、平均1％ずつ筋肉量や筋力が低下**します。それでは、1日動かないでいると、どのくらい筋肉量・筋力が低下するのでしょうか？

じつは、**トイレと食事以外は横になったままで1日を過ごすと、それだけで1％の筋肉量・筋力が低下**してしまいます。さらに、**1日完全に安静にしていると、それだけでなんと2％の筋肉量・筋力が低下**してしまうのです。つまり、たった1日の安静で1～2歳も老化してしまうことになるのです。

たとえば、足の骨折で入院したりしたとき、2週間ほど安静にしただけなのに、立ちあがるとフラフラしたり、歩くのがしんどかったり、なにか急に年をとったような感じがした経験をお持ちの方が少なくないのではないかと思います。

**2週間の安静では足の筋力は15〜30歳も老化**することになるわけですから、それも当然です。

まして、もともとあまり体力がない高齢者や障害者のみなさんは、寝たきり状態にならないためにも、こまめな運動やリハビリをおこなっておくことが必須であることは、よく理解できると思います。

**●「廃用症候群」の現実**

長い間、安静にすると、**「廃用症候群《はいようしょうこうぐん》」**と呼ばれる全身に及ぶさまざまな有害な影響を生じます。

廃用症候群には、図表1のようにさまざまなものがあります。筋肉が減って筋力が落ち、関節が固まって（この状態を「拘縮《こうしゅく》」といいます）動かせなくなり、骨量が減って骨折しやすくなります。

内臓の働きや心理面、生活の質の面でも、悪化をもたらします。すなわち、長期間安静を強《し》いられ、病室の天井ばかり眺めて暮らしていると、肥満、糖尿病、脂質異常症などが助長され、動脈硬化が進行し、心臓・血管系の病気にかかって、寿命を縮めることにもなります。

また、ふらつき、認知症、幻覚、妄想《もうそう》、不安、不眠、うつ状態などを引き起こしやすくなるのです。

**●運動不足が全身の炎症を引き起こす**

運動不足によって、体内の脂肪、とくに内臓脂肪が増えます。この脂肪細胞からはTNF-α《アルファ》などの有害なホルモンが分泌《ぶんぴつ》されます。これらのホルモンは、全身の炎症を引き起こします。

| | | |
|---|---|---|
| 1 | 筋肉 | 筋萎縮、筋力低下（１日２%、月50%）、酸素摂取能低下 |
| 2 | 関節 | 腱・靭帯・関節包の硬化・拘縮・屈伸性低下 |
| 3 | 骨 | 骨粗しょう症、易骨折 |
| 4 | 心臓 | 心筋萎縮、心収縮力低下、心拍出量低下、心負荷予備力低下 |
| 5 | 血管 | 毛細管／組織比の低下、循環不全、浮腫、褥そう |
| 6 | 血液・体液 | 血液量減少、貧血、低タンパク |
| 7 | 内分泌・代謝 | ホルモン分泌低下、易感染、肥満、カルシウムバランス負、インスリン抵抗性の出現、脂質異常症 |
| 8 | 呼吸器 | 呼吸筋萎縮、無気肺、肺炎、換気血流不均等 |
| 9 | 腎・尿路 | 腎血流減少、感染、結石、失禁 |
| 10 | 消化器 | 消化液減少、吸収不全、便秘 |
| 11 | 神経・精神心理 | 平衡感覚低下、仮性認知症、幻覚、妄想、不安、不眠、うつ状態 |

**図表１：廃用症候群**（身体の不活動状態に起因する二次的障害）
（上月正博『重複障害のリハビリテーション』三輪書店より）

炎症といっても、痛みや熱を伴うわけではありませんが、血糖値が上がり、動脈硬化、腫瘍《しゅよう》（がん）の増殖などにつながります。

その結果、糖尿病、脂質異常症、高血圧、心臓・血管系の病気、うつ、認知症、大腸がん、乳がんなどにもなりやすくなるのです。

さらに悪いことに、これらの病気は、互いに合併《がっぺい》しやすいのです。つまり、これらの病気は、**「運動不足が招く全身の炎症」**という共通の原因があるのです。このように運動不足は、まさに多くの病気の原因であり、非常にやっかいな悪者なのです。

そして、低〜中強度の運動は、この炎症を抑えます。ところが逆に、高強度の運動は炎症を引き起こすという正反対のことが起こります。

運動でも「**過ぎたるはなお及ばざるがごとし**」という先人の格言が生きているのです。

## ●「からだ年齢」がわかるチェックリスト

生年月日を基準にした暦年齢と、肉体年齢を基準にした**「からだ年齢」**には大きな差があります。みなさんの生活習慣で「からだ年齢」は、暦年齢より若くなったり、年老いたりするのです。

「からだ年齢」には、

○呼吸循環器系の体力
○筋力
○血管年齢
○肺年齢
○腎臓年齢

などがあります。

これらの中で、寿命には、呼吸循環器系の体力（最大酸素摂取量）と筋肉の持久力が大きく関与します。

ここであなたの「からだ年齢」をチェックしてみましょう。筑波《つくば》大学の田中喜代次《たなかきよじ》先生らが作成された体力年齢がわかる質問票を示します（図表2）。ページに判定がありますが、参考にしてください。

呼吸循環器系の体力低下のあらわれは、息切れしやすい、歩行スピードが遅くなる、疲れがなかなか抜けない、などです。

一方、筋力低下のあらわれは、体重が増えないのに身体がたるむ（筋肉の減少。脂肪の増加）、平坦な道でつまずく（大腿四頭筋《だいたいしとうきん》や大腰筋《だいようきん》の筋力低下）、並んででもエスカレーターを使う（体力・筋力低下）、長時間が立っているのがつらい（脊柱起立筋《せきちゅうきりつきん》・大腰筋・大腿四頭筋・下腿三頭筋《かたいさんとうきん》などの抗重力筋の低下）、パンツをはくときにバランスをくずす（大腰筋・中《ちゅう》臀筋《でんきん》・大腿四頭筋の筋力低下）、ふくらはぎがだるくなる（ふくらはぎの筋力・機能低下）、腰を落とさないと落ちているものが拾えない（僧帽筋《そうぼうきん》筋力低下、脊柱起立筋などの体幹《たいかん》筋力低下と柔軟性低下）、肩こり

①～④のどれに該当するかお答えください

**●呼吸循環器系の持久力**（50代またはそれ以下用）

①30分以上、休まずに走り続けることができる。
②30分以上、休まずに急ぎ足で歩き続けることができる。
③30分以上、休まずに歩き続けることができる。
④休みを入れながら、30分以上、歩くことができる。

**●呼吸循環器系の持久力**（60代用）

①20分以上、休まずに走り続けることができる。
②20分以上、休まずに急ぎ足で歩き続けることができる。
③20分以上、休まずに歩き続けることができる。
④休みを入れながら、20分以上、歩くことができる。

**●呼吸循環器系の持久力**（70代用）

①10分以上、休まずに走り続けることができる。
②10分以上、休まずに急ぎ足で歩き続けることができる。
③10分以上、休まずに歩き続けることができる。
④休みを入れながら、10分以上、歩くことができる。

**▶判定**

①の人　**暦年齢よりも10歳以上若い**
毎日の生活活動を大切にして、運動を継続しましょう。

②の人　**暦年齢よりも5歳程度若い**
運動実践とともに毎日の生活活動を積極的に行い、
さらに若い体力を目指しましょう。

③の人　**暦年齢相応または暦年齢プラス2歳くらいです**
簡単な運動を継続することから始めて、毎日の生活活動を見直しましょう。

④の人　**暦年齢よりも10歳以上体力が低下しているかも**
毎日の生活活動を振り返り、健康行動（運動実践、社会参加、家事など）としてできることを見つけ、実践・継続を心掛けましょう。

**図表2：体力年齢がわかる質問票**

①〜④のどれに該当するかお答えください

**●筋力の持久力**（50代またはそれ以下用）

①ビルの階段を1階から7階まで休まずに上がり続けることができる。

②ビルの階段を1階から5階まで休まずに上がり続けることができる。

③ビルの階段を1階から3階まで休まずに上がり続けることができる。

④ビルの階段を1階から3階まで休みながら上がることができる。

**●筋力の持久力**（60代用）

①ビルの階段を1階から6階まで休まずに上がり続けることができる。

②ビルの階段を1階から4階まで休まずに上がり続けることができる。

③ビルの階段を1階から3階まで休まずに上がり続けることができる。

④ビルの階段を1階から3階まで休みながら上がることができる。

**●筋力の持久力**（70代用）

①ビルの階段を1階から5階まで休まずに上がり続けることができる。

②ビルの階段を1階から3階まで休まずに上がり続けることができる。

③ビルの階段を1階から3階まで休みながら上がることができる。

④ビルの階段を1階から2階まで休みながら、かつ手すりにつかまり上がることができる。

**▶判定　23ページ参照**

**図表2：体力年齢がわかる質問票**

がひどくなる（僧帽筋筋力低下、大腰筋や脊柱起立筋などの体幹筋力低下）、足がつる（ふくらはぎの筋力・機能低下）、背中が丸くなる（腰椎《ようつい》・骨盤《こつばん》を固定する筋力低下、大腰筋筋力低下）、腰痛（大腰筋の筋肉疲労）、冷え性になった（全身の筋力・筋量低下）、膝《ひざ》が痛い（大腿四頭筋をはじめとする膝関節を動かす筋の筋力低下）などです（81ページの身体の筋肉図参照）。

いずれかに該当《がいとう》する方は、本書で運動をはじめるのが得策です。

## ●7つのロコチェック

**「ロコモティブシンドローム」**（**「運動器症候群」**ともいいますが、以下**「ロコモ」**と略します）とは、日本整形外科学会が２００７年（平成19年）に提唱した概念です。

ロコモは運動器の障害により歩く機能が低下し、要介護の状態や要介護になる危険性のある状態をいいます。運動器のことをロコモティブオルガン（locomotive organ）といい、それが名称の由来です。

日常生活の中で足腰が弱ってきたと感じ、その原因が他の臓器の病気でなければ、ロコモです。

**ロコモの原因は運動器の障害**です。**運動器の障害の原因には、運動器自体の病気と、加齢による運動器機能不全の2つ**があります。

運動器自体の病気には、変形性関節症、骨粗しょう症にともなう円背《えんばい》、脊柱管狭窄症《せきちゅうかんきょうさくしょう》、関節リウマチなどがあります。痛み、関節の動く範囲の狭まり、筋力の低下、麻痺《まひ》、骨折などにより、バランス能力、体力、移動の能力の低下をきたします。

一方、加齢による運動器機能不全とは、筋力の低下、持久力の低下、反応時間の遅れ、運動速度の低下、手先の器用さの低下、位置感覚や運動感覚など

□片脚立ちで靴下がはけない

□家の中でつまずいたりすべったりする

□階段をのぼるのに手すりが必要

□横断歩道を青信号で渡りきれない

□15分くらい続けて歩けない

□2kg程度の買い物をして持ち帰るのが困難（1ℓの牛乳パック2個程度）

□家のやや重い仕事が困難（掃除機の使用、布団の上げ下ろしなど）

**図表3：7つのロコチェック**

（日本整形外科学会「ロコモパンフレット2010年度版」より）

の鈍麻《どんま》、バランス能力の低下などです。

**ロコモの予防と治療は、適切な運動をおこなうことに尽きます。**早めに運動器が弱っていることに気づき、予防・改善することが重要です。

そこで、ロコモに早く気づくための自己チェック法として、日本整形外科学会が提案したのが、**ロコモーションチェック、すなわちロコチェック**です。

ロコチェックは、一般の人々に運動機能の衰《おとろ》えに気づいてもらうためのものです。7項目の生活動作ができるかどうか確かめれば、運動機能の低下に気づけます。具体的には、7つの項目のうち、1つでも当てはまれば、ロコモが疑われます。

## ●ロコモ5とは？

さらに、日本整形外科学会では、5項目の、患者が自分で記入する質問票（「ロコモ5」）を作成しました。

この**「ロコモ5」は、ロコチェックとは性格が異なり、ロコモの重症度を知るためのもの**です。質問に

「お体の状態」と「ふだんの生活」について、手足や背骨のことで困難なことがあるかどうかをおたずねします。この1ヵ月の状態を思い出して以下の質問にお答え下さい。それぞれの質問に、もっとも近い回答を1つ選んで、□に✓をつけて下さい。

**①階段の昇り降りはどの程度困難ですか。**

□困難でない　□少し困難　□中程度困難　□かなり困難
□ひどく困難

**②急ぎ足で歩くのはどの程度困難ですか。**

□困難でない　□少し困難　□中程度困難　□かなり困難
□ひどく困難

**③休まずにどれくらい歩き続けることができますか（もっとも近いものを選んで下さい）。**

□2～3km以上　□1km程度　□300m程度　□100m程度
□10m程度

**④2kg程度の買い物（1リットルの牛乳パック2個程度）をして持ち帰ることはどの程度困難ですか。**

□困難でない　□少し困難　□中程度困難　□かなり困難
□ひどく困難

**⑤家のやや重い仕事（掃除機の使用、ふとんの上げ下ろしなど）は、どの程度困難ですか。**

□困難でない　□少し困難　□中程度困難　□かなり困難
□ひどく困難

**▶判定　困難でない：0点　少し困難：1点　中程度困難：2点**
**かなり困難：3点　ひどく困難：4点**

**図表4：ロコモ5**
（ロコモ5© 2009 自治医大整形外科学教室）

は、運動器の機能のみならず、回答者の日常生活動作の困難さ、健康感を問うものまで入っています。

　質問は全部で5問で、それぞれの答えを「障害なし」の0点から「最重症」の4点まで5段階に評価し、総合点（「障害なし」の0点から「最重症」の20点まで）を出します。**総合点で6点以上**の症状があれば、歩行・移動になんらかの支障《ししょう》がある、と判定することができます。

　ロコモと診断された人は、原因をはっきりさせるのが第一です。整形外科やリハビリ科を受診し、腰の病気の有無《うむ》などをチェックしてもらいましょう。

　病気が原因ではない、筋力の低下やバランス感覚の鈍麻だとわかれば、さらに運動機能が低下しないように、すなわちロコモにならないように、片足立ちやスクワット（まっすぐ立った状態から、上体を立てたまま、何度も膝を曲げたりのばしたりする運動）など、**ロコモーショントレーニング**（以下、「**ロコトレ**」と略します）をおこないましょう。

　ロコトレとしては、**ダイナミックフラミンゴ療法**（55ページ参照）と**スクワット**（１０２ページ参照）を覚えましょう。

　高齢者が歩く際には、バランス能力と下肢《かし》の筋力がとても重要だからです。

### ●筋肉も老化する

　高齢になるほど、筋力が大事になりますが、ここで筋肉についてふれておきましょう。

　**筋線維は、速筋《そっきん》線維と遅筋《ちきん》線維に大きく分類**されます。速筋線維は収縮速度が速く、力が大きく、スタミナがない白い筋肉です。一方、遅筋線維は収縮速度が遅く、力は小さいけれどもスタミナがある赤い筋肉です。

ほとんどの筋肉が速筋線維と遅筋線維が半々なので、筋肉の色というとピンク色になります。

何歳だろうが筋肉を動かせる状態であれば、筋トレすると、筋肉が太くなり、筋力はアップします。しかし、年をとるごとに速筋線維の数は大きく減少していくので、どんどん筋力が低下し、運動しても速筋線維の数自体は増やすことが困難になります。

そこで、**なるべく若いうちから、筋肉を鍛《きた》えておかないと、筋力アップは困難**になっていきます。これが体力づくりは早い段階からはじめておきたい所以《ゆえん》です。

## ●筋肉がつくと骨も強くなる

筋肉がついて、持久力もアップすると、骨も強くなります。**骨を強くするには、骨に衝撃を与えればいいのです。**先ほど述べたロコトレ、ダイナミックフラミンゴ療法やスクワットが有効なのもこのためです。

足腰や体幹の筋力をつけて日常生活の中で強化していくのが効果的です。たとえば、階段の上り下りでもいいでしょう。

筋力が強い人はリズミカルに上り下りしますが、弱い人はゆっくりゆっくり上り下りします。骨に対する衝撃度の違いはおわかりでしょう。

わずかな違いかもしれませんが、１日の行動量を比較していくと大きな違いになってくるのです。

## ●低～中強度の運動効果

これまで健康で長生きするには、筋肉よりも心臓、呼吸器、脳といった臓器を良好な状態に維持することが重要だと考えられてきました。

筋肉の１つや２つ切れても命に別状はありません

が、心臓、呼吸器、脳のどれかの機能が数分止まっただけで死んでしまうわけですから、当たり前といえば当たり前です。

しかし、心臓、呼吸器、脳などの臓器を良好な状態に維持するためには、身体全体の筋肉が元気であることも大切です。

前出の廃用症候群（21ページ図表1）では、心臓、呼吸器、脳などの内臓機能まで衰えること、運動をすることで、これらの機能の低下を防止し、逆に改善することも可能であることを示しました。

典型例は心不全や呼吸器疾患の患者さんの場合です。ふつうは心臓の働きや肺の働きが悪ければ悪いほど寿命が短いと考えるでしょうが、実際は違うのです。

極端に心臓の働きや肺の働きが悪い人は確かに寿命が短いですが、低〜中程度に悪い人の寿命は意外にも機能に相関せず、一定時間にどのくらいの距離を歩けるか、どのくらい強い運動ができるかという運動機能に強く相関するのです。

しかも、心不全や呼吸器疾患の患者さんは運動やリハビリで、運動機能がよくなり、老化を防いで、寿命まで延ばすことができるのです。

## ●これからはサルコペニア対策が重要

サルコペニア（sarcopenia）は、ギリシャ語のsarx（筋肉）、penia（喪失）を合わせた言葉です。サルコペニアとは、加齢にともなって筋肉量や筋力が著《いちじる》しく減り、転倒から寝たきりに至る危険が高い状態のことをいいます。

年齢（老齢）以外の原因がないものを原発性、廃用・疾病《しっぺい》・栄養などが原因のものは二次性に分類しています。

サルコペニアの定義は、①筋肉量の減少、②筋力の低下、③身体機能の低下のうち、①と、②か③のどちらかがある状態です。高齢者のふらつき、転倒・骨折、機能障害、要介護化とフレイル（次に述べます）と密接に関連しています。

具体的には、握力と歩行速度を測定します。基準値は、握力を両手で各３回測り、最高値が男性26キログラム、女性18キログラム未満、歩行速度が０・８メートル／秒以下。目安は、青信号で横断歩道を渡りきれるかどうかです。

どちらか一方でも該当すると、サルコペニアが疑われます。確定診断は、エックス線を用いる特殊な検査法「ＤＸＡ（二重エックス線吸収法）」で筋肉量を測定。男性７・０（単位＝キログラム／平方メートル）、女性５・４（同）の基準値未満なら、サルコペニアとされます。

ただし、この筋肉量測定法は普及していないので、握力か歩行速度が基準値以下なら注意が必要と考えて、かかりつけ医などに相談してほしいです。

筋肉量が基準値を超えているのに、握力や歩行速度が基準値以下なら、他の病気（パーキンソン病や変形性膝関節症など）が影響している可能性もあります。

加齢にともなう筋力低下はある程度仕方ありませんが、著しい低下は寝たきりなどの危険を高めます。**サルコペニアの予防・改善対策は適切な栄養と運動**です。栄養は、良質なタンパク質・アミノ酸（ロイシンなどの必須アミノ酸）、ビタミンＤ、カルシウム等の摂取、運動は週２～３回のレジスタンス運動（筋肉増強運動――筋肉に一定の負荷《ふか》をかけて筋力を鍛えるトレーニング）で、併用をすすめています。

## ●フレイルにも気をつける

日本老年医学会が高齢者の筋力や活動が低下している状態（虚弱）を「フレイル（Frailty）」と呼ぶことを提唱しました。

フレイルの定義は「高齢期に生理的予備能が低下することでストレスに対する脆弱性が亢進し、生活機能障害、要介護状態、死亡などの転帰に陥りやすい状態で、筋力の低下により動作の俊敏性が失われて転倒しやすくなるような身体的問題のみならず、認知機能障害やうつなどの精神・心理的問題、独居や経済的困窮などの社会的問題を含む概念」です。

すなわち**サルコペニアより広義の高齢期機能減退状態**を意味します。米国老年医学会が発表した評価法によると、「年間に4～5キログラムの体重減少」「疲れやすくなった」「握力の低下」「歩行スピードの低下」「身体の活動性の低下」のうち3つ以上該当することで認定されています。

しかし、フレイルの定義、診断基準については世界的に多くの研究者たちによって議論がおこなわれているにもかかわらず、意見の一致が得られていないのが現状です。

**サルコペニアもフレイルも、高齢者が認知症や転倒・疾病による機能障害に陥り介護が必要になる「直前の段階と正常との中間の」心身状態を示す新しい疾病概念**です。

一般的に高齢者の虚弱状態を加齢にともなって不可逆的に老い衰えた状態と理解されることも多いのですが、**サルコペニアもフレイルも、しかるべき介入によりふたたび健常な状態に戻ります。**したがって、サルコペニアやフレイルを早期に発見し、適切な介入をすることにより、生活機能の維持・向上を図ることが期待されます。

# 第２章

# 脱安静、脱運動不足で身体はこう変わる

## ●ふくらはぎより太もも！

ふくらはぎをもむと長生きするといった本が出回っていますが、長生きする証拠はありません。ちまたにはニセ情報が氾濫《はんらん》しており、どの情報を選ぶかは、読者のみなさんの冷静な判断に委《ゆだ》ねるしかないわけですが、著者が医学博士でも医師でもない場合はご注意ください。

ふくらはぎは直立姿勢を維持するために大切な筋肉です。血液を身体中に循環させるという、もうひとつの大切な役割もあります。「第二の心臓」といわれることもあります。

ふくらはぎは、筋肉の収縮活動をくり返すことで、下に溜《た》まってきた血液を上に戻します。その活動を活発にするには、ふくらはぎをよく使うことです。

長時間飛行機に乗っていて、到着後、靴がはけなくなるほど足がパンパンになった経験はありませんか。じっとしていると誰でもそうなります。

ふくらはぎがだるくなるのは、筋力低下というより、まず動かないことが原因です。ふくらはぎの筋力が衰《おとろ》えると収縮活動そのものが弱くなり、だるくなりやすくなります。

**ふくらはぎを鍛《きた》えるのなら、もむのではなく、歩きましょう。**歩くだけで十分です。

ただ、**もっと重要なのは太ももです。太ももをも**

**むのではなく、歩く、自転車を漕《こ》ぐなどして鍛えましょう。**

太ももの筋肉は身体全体の中でもとても大きな筋肉です。ここを鍛えて筋肉を増やし、筋肉の質をよくすると、身体に取りこむ酸素の量（最高酸素摂取量といいます）が増えます。この量が多いほど、健康な人も病弱な人も寿命が長いことが知られています。

つまり、**長生きをしたければ、ふくらはぎをもむのではなく、足、とくに太ももを運動で鍛えればよい**のです。

## ●肥満や糖尿病が気になるとき

運動不足で肥満や糖尿病《とうにょうびょう》になりやすいのは、どなたもご存じのことでしょう。

わが国のデータですが、週に1回でも比較的強い運動をすれば、**糖尿病を発症する危険率は45％も低下**します。糖尿病の予防にも、日頃の運動がとても重要だというわけです。

肥満や糖尿病の治療において、適切な運動は食事療法と並んでとても重要です。

運動療法の効果は、カロリーを消費できることばかりではありません。運動をすることで、骨格筋で糖を取りこむ能力が向上し、血糖値が下がります。同時に、肥満、脂質異常症、高血圧などのコントロールも良好になり、動脈硬化を抑制できます。

## ●超肥満リハビリで体重244キロが119キロに！

肥満の治療において、適切な運動は食事療法と並んでとても重要であることはすでに述べました。

私は、体重２４４キログラムの超肥満の患者さんが、１日１万歩の運動と１２００キロカロリーの食事療法だけで、4ヵ月で149キログラムまで減量できて退院し、その後は自分で努力して7ヵ月でさらに30キログラムの減量に成功し、119キログラムまで減った症例を経験しています。

それから1年たってもリバウンドせず、復職できたばかりか、244キロの体重のときにみられた心不全での毎分3リットルの**酸素吸入や糖尿病による血糖降下薬の内服を完全にやめることができた**のです。

運動をすることで、骨格筋で糖を取りこむ能力が向上し、血糖値が下がります。同時に筋肉が増えて、エネルギー消費が増えて、やせやすい身体に変わったのです。120キロ以上のおもりが減ったのですから、心臓への負担も減って心不全が治《なお》ってしまったのは、みなさんも納得できると思います。

## ●高血圧や心臓病のリスクがあるとき

運動不足は高血圧発症の危険因子です。**運動習慣のない人は、高血圧を発症する危険性が35％も高まります。**高血圧でも運動が治療として用いられます。**運動療法は180/100 mmHg（血圧、上が180、下が100）未満の人が対象**です。高血圧の人が長く運動すると、血液中にある血圧を下げるホルモンが増加する一方で、同じく血液中にある血圧を上げるホルモンが減少し、血圧が下がります。

また、副交感神経の活動が活発になり、尿の排泄《はいせつ》も増加して、総合的に血管が拡がり、心臓から送りだされる血液量が減少することも降圧に寄与します。

運動するのは、心臓病の際には危険と思われるかもしれません。しかし、運動療法やリハビリに詳しい医師の指示の下では、**運動療法を中心とした心臓リハビリは、心筋梗塞《しんきんこうそく》、狭心症《きょうしんしょう》、心不全、末梢《まっしょう》動脈疾**

**患（閉塞性動脈硬化症《へいそくせいどうみゃくこうかしょう》など）、心臓弁膜症手術のあと、大動脈瘤《だいどうみゃくりゅう》手術のあと、心臓移植のあとでも、その有効性が認められており、医療保険がしっかり適用**されます。

さらに、**運動療法は「全身の血管を若返らせる治療」**であることが明らかになり、しかも、たんに退院や復職を可能にするだけでなく、動脈硬化を改善し、寿命を延ばすこともできるのです。

運動を中心とするリハビリの威力《いりょく》は、本当にすごいのです。

### ●「チーム・コウヅキ」が中国で心臓リハビリ指導

２０１４年９月21～23日にかけて中国天津市にある天津医科大学付属泰達《テダ》国際心血管病院でおこなわれた国際学会に、東北大学病院リハビリ部から私はじめ５名のスタッフ「チーム・コウヅキ」が招聘《しょうへい》され、心臓外科手術後のリハビリについての講演と実技指導をおこないました。

泰達国際心血管病院は病床数６００床、ＩＣＵ（集中治療室）80床、ＣＣＵ（心疾患集中治療室）40床、手術室16室、カテーテル室５室を有する、アジア最大級の心血管専門病院で、年間１５００～２０００例もの開心術をおこなっています。

さまざまな医療機関から多くのスタッフが参加され、講堂は連日満席状態で、たくさんの質問があり、中国の医療スタッフの心臓リハビリに対する熱意と実施への意欲を感じました。

参加者が非常に多く、病棟に入ることができなかった人もいたため、病棟での実技実習の様子は講堂にてライブ中継されました。このように、運動療法は世界から注目の的になっているのです。

## ●呼吸リハビリは標準的治療法として確立

慢性閉塞性肺疾患《へいそくせいはいしっかん》（COPD）、肺結核後遺症《こういしょう》などの患者さんでは、慢性的な呼吸困難、息切れ、咳《せき》の症状があり、いつでも息苦しい状態で、階段の上り下りや布団の上げ下げのような、やや負担をともなう日常的な活動が困難になります。外出に困難を感じる人も多いです。うつ状態に陥《おちい》る人も少なくありません。

近年、在宅酸素療法（通称HOT。自宅に酸素供給機を置いて必要時あるいは24時間酸素を吸入する治療法）をおこなう人が増えていますが、携帯用ボンベは重くて持ち運びにくく、使用することに抵抗を感じて外出が億劫《おっくう》になったという人も多いのです。

COPDに対しては、とくに下肢《かし》の運動が、運動耐容能（運動に耐えられる能力のことで、心肺機能と筋力の力をあわせた持久力を反映しています）の増加、呼吸困難の改善、健康関連QOL（生活の質）の改善、入院日数など医療資源利用率の減少、寿命の延長などに効果的です。

このような**運動を中心とした呼吸リハビリは、COPD患者に対する非薬物療法の最初におこなうべきものとして位置づけられています。**

## ●腎臓リハビリも普及が進む

糖尿病や腎炎《じんえん》などのために腎臓の機能が著《いちじる》しく低下し腎不全になってしまうと、週3回、1回4～5時間といった透析《とうせき》をおこなうことになります。

透析患者では、筋力低下、運動耐容能の低下、易疲労感、活動量減少が認められます。透析は継続して受けなければならないため、旅行がしにくくなるという人もいます。

透析患者が運動をおこなうと、運動耐容能改善、低栄養・炎症・動脈硬化複合症候群改善、タンパク質異化抑制、QOL改善などがもたらされることが明らかにされています。

米国の「透析患者の心血管疾患に対する臨床《りんしょう》ガイドライン2005年版」には、「医療関係者は**透析患者の運動機能評価と運動の奨励を積極的におこなう必要がある**」と明記してあるほどです。

運動耐容能の低い透析患者や運動をしない透析患者は寿命が短いのです。また、透析患者が運動をおこなわないことは、低栄養・心肥大（心臓への負荷が増して心臓の壁が厚くなった状態）と同程度に寿命に影響することが指摘されています。

**定期的な運動習慣のある透析患者は、非運動患者と比較して明らかに寿命が長い**こと、週当たりの運動回数が多いほど寿命が長いこと、さらに、定期的な運動習慣を持つ透析患者の割合が多い施設ほど、施設当たりの患者死亡率が低いことまで示されています。

## ●脳卒中リハビリの場合

脳卒中で片麻痺《へんまひ》（片側にみられる上下肢の運動麻痺）になると、歩くのはたいへんです。たとえば、左半身の麻痺の場合、左足を引きずるにしても、左足だけで全体重の5分の1もあり、50キログラムの体重の人でさえ、10キログラムのおもりを引きずることに相当しますから、心臓や筋肉に負担がかかります。

すなわち、脳卒中片麻痺患者では、健常者にとっては軽い動作に相当するものでも、心臓への負荷《ふか》が大きくなり、狭心症や心不全の症状が出やすくなるのです。

脳卒中患者では虚血性《きょけつせい》心疾患の合併《がっぺい》が多いことが

知られています。米国では脳卒中患者は32～62％に虚血性心疾患を合併しており、死因の第1位は、脳血管疾患の再発ではなく虚血性心疾患を含む心血管死です。

筆者らの調査によれば、脳卒中リハビリ患者の18％に虚血性心疾患の合併を認めました。リハビリの現場では、このような病気があることも考えながら慎重にリハビリをおこなっているのです。

### ●うつ病などメンタル面が好転

うつ病にも、運動不足との関連が指摘されています。**非活動的な人はうつ病になるリスクが高い**のです。一方、うつ病になると、それが重度になればなるほどじっとしているので、身体活動量は低下してしまいます。

軽度から中等度のうつ病に対しては、**積極的に運動すると、うつ病が早期に回復する**ことが示されています。運動を続けたうつ病の人は、運動をせずに抗うつ薬だけで治療した人よりも治癒率《ちゆりつ》が高く、しかも再発率が低いことも報告されています。

ただ、うつ状態の人に、あまり積極的に運動するよう励ますことは、かえってうつ病を悪化させることになり、問題です。

周囲の人が本人に、運動するようにあまり励ますことは避け、むしろ、本人の症状が自覚的な億劫感《おっくうかん》だけになった段階で、生活リズムを整える程度に軽作業や軽い運動をおこなうのがよいとされています。

また、運動が、気分の向上、不安の軽減などの心の健康（メンタルヘルス）の面で良好な効果をもたらすことが報告されています。

運動によって好ましい効果があらわれるのは、第一に、運動をすると血液の循環がよくなって、脳への酸素供給が増し、気分が爽快《そうかい》になり、思考能力が向上する効果が期待できるからであり、第二に、運動にともない身体のさまざまな部分からの感覚情報が脳に入ることで、脳全体が覚醒する効果があるからです。

身体を使わない労働が増えている一方、労働環境のストレスが大きくなっている現代社会においては、適度な運動はますます重要です。

## ●運動で脳細胞が増える

身体活動量が多いほど、認知機能低下の危険性が小さくなります。これらの結果は、年齢の高低や学歴の有無《うむ》に関係ありません。要するにどんな人でも、**認知症予防に運動が重要**だ、ということです。

病院で寝ていた老人を起こして歩かせるだけで、じつに表情がいきいきし、言葉もよく出てくることは、私自身、日常頻繁《ひんぱん》に経験しています。

これまで脳の神経細胞は、胎児の段階でほぼ増殖を終え、生まれてきてからは増殖せず、それどころか、細胞数は毎日減るばかり、と信じられてきました。また、飲酒や睡眠不足が加わると、脳細胞はさらに速いペースで壊れていく、とされてきました。

ところが、動物（マウス）に軽い運動をさせたところ、脳の「海馬《かいば》」（記憶や学習に関係する部位）というところにある脳神経細胞が、分裂して大幅に増えることが認められたのです。つまり、**運動をすると脳細胞が増える**のです。

しかも、この動物では、脳細胞が増加しただけでなく、「迷路を間違わずに速く通過する」というテストの成績も向上しており、解剖学的にだけでなく、生理的にも意味のある現象であることまで明らかになりました。

すなわち、運動による認知機能改善効果は、脳細胞の増殖で一部説明できる可能性が出てきたわけです。

また、最近では、運動をすると、脳内の神経伝達物質や神経栄養因子が増え、それによって神経や血管を新生させる効果があることも明らかになりました。

さらに、認知症の代表にアルツハイマー病がありますが、運動することで、アルツハイマー病の原因物質として有力視されている脳内の「アミロイドβ《ベータ》タンパク質」という物質の増加が抑えられたり、脳神経細胞破壊作用のある物質の放出が抑えられたりすることまで報告されています。

このように、運動による認知症予防のさまざまなメカニズムが明らかになってきています。

## ●寿命ののびる運動、のびない運動

ここまでの話で、運動がさまざまな病気を予防し、寿命をのばすことがおわかりになったと思います。

しかし、**運動にはその内容によって、寿命をのばすものと、のばさないものがある**ことも知っておく必要があります。

**運動には、大きく分けて有酸素運動と無酸素運動の2種類があります。**

有酸素運動は、ウォーキング、ジョギング、水泳など、酸素をたくさん取り入れて脂肪を燃焼させる運動です。一方、無酸素運動は、短距離走や重量挙げなど、瞬発力を必要とする運動です。

ただ、同じ水泳でも、競泳のような激しいものもあれば、趣味的に泳ぐのんびりしたものもあります。また、運動不足の人や肥満の人が、若い人と同じ速度で歩いたりしたら、すぐに息切れしてしまいます。

つまり、**同じ種類、同じスピードの運動でも、個人によって強さや効果は違います。**個人の基礎体力、年齢、体重、健康状態などにより、有酸素運動になったり、無酸素運動になったりすることもあるわけです。

有酸素運動とは、のんびり気長にできる運動です。厳密には、①呼吸の乱れや「いきみ」がないこと、②一定のリズムで運動が続けられること、③局所運動でなく全身運動であること、④運動量を自由に調節できること、⑤安全であること、の条件を満たすものです。

有酸素運動としての水泳とは、「マイペースでゆっくり泳いでいるときの泳ぎ」だと思ってください。息切れしない程度のウォーキングが有酸素運動の代表といわれるわけが、おわかりになったでしょう。

**有酸素運動と無酸素運動では、身体に与える影響が大きく異なります。**

有酸素運動の効果は、持久力の向上、体脂肪の減少、肥満の解消、心・肺機能の向上、血圧の低下、耐糖能の改善（インスリンが効きにくくなるのを改善）、ＨＤＬコレステロール（いわゆる「善玉コレステロール」）の増加、血小板凝集能の低下（これが低下すると、血のかたまり、つまり血栓《けっせん》ができにくくなる）、免疫《めんえき》機能の強化、寿命の延長などです。

これに対して無酸素運動の効果は、筋肉の肥大、瞬発力の向上、反応するまでの時間の短縮などです。

つまり、**私たちが病気を予防し寿命をのばすのに必要な運動は、有酸素運動**ということになります。

一方、無酸素運動で得られる能力（酸素負債能力）は、主にスポーツ選手に要求される能力です。無酸素運動では、寿命がのびることはありません。

## ●よい運動をすると抗酸化力が高まる

**活性酸素、フリーラジカル、酸化ストレス**、という言葉を、聞いたことがあるでしょうか？

活性酸素やフリーラジカルは、寿命が短く、生体内で多くの酸化反応に関わる、反応性に富む物質です。体内の活性酸素やフリーラジカルは、すぐそばにある細胞や組織に害を及ぼします。これを酸化ストレスといいます。

たとえば、遺伝子を傷つけるとがんの原因となり、脂質と反応すると動脈硬化の原因となり、糖質と反応すると慢性疾患や老化の原因となり、タンパク質と反応するとその機能に異常をもたらします。そのため、**活性酸素やフリーラジカルは、ほぼすべての病気の発生に関わっている**、といわれています。

血管のいちばん内側には**血管内皮**があり、その細胞では、血管拡張作用のある一酸化窒素を産生しています。ところがその細胞に酸化ストレスがかかると、一酸化窒素を産生する機能が低下したりして、動脈硬化を進行させるのです。

運動の動脈硬化への影響はどうでしょうか？

低～中強度の運動は、体内の抗酸化作用を強め、血管内皮機能を改善し、動脈硬化を防止していることがわかっています。

一方、激しい運動では血管内皮機能の改善が認められず、運動が激しければ激しいほど、体内の酸素消費量が高まって、活性酸素やフリーラジカルが多く発生し、酸化ストレスが高まって、動脈硬化を進行させることが報告されています。

「動脈硬化性疾患予防ガイドライン２０１２年版」では、**動脈硬化予防にすすめられる身体活動・運動は、有酸素運動を主とし、1日30分以上を週3回以上**（できれば毎日）、**または週１８０分以上を目指すこと、**

とされています。**筋肉量が低下している高齢者の場合には、軽度のレジスタンス運動（第4章参照）も有用**である、としています。

## ●低~中強度の運動をするとよいホルモンが出る

なぜ低~中強度のよい運動が身体にいいか、内分《ないぶん》泌《ぴつ》という側面からお話をしましょう。

身体の脂肪は、脂肪細胞が集まったエネルギーの貯蔵庫（身体が必要とするときは、脂肪はエネルギーに変換されます）の役割を果たしますが、それだけでなく、多彩なホルモン様物質を合成・分泌する内分泌器官でもあることがわかってきました。

すなわち、**脂肪細胞は刺激に応じて、さまざまなホルモンを分泌**することが、明らかになってきました。

基本的には、脂肪から出てくるホルモンは、TNF-α《アルファ》など動脈硬化や炎症を引き起こす「**悪いホルモン**」です。

このように、脂肪細胞から分泌されるホルモンは、ほとんどが悪玉（動脈硬化を促進するもの）ですが、唯一の善玉ホルモンであるアディポネクチンという物質も分泌されています。

このホルモンは、糖尿病になりにくくし、傷ついた血管内皮細胞を修復して動脈硬化を防ぐ作用があります。

一方、**筋肉もホルモンを分泌する臓器**であることが近年明らかになりました。しかも、筋肉から出るホルモン（インターロイキン10など）は、脂肪を分解したり、TNF-αなどの悪いホルモンに対抗し、動脈の血管での炎症を抑えたりする「よいホルモン」なのです。

運動をすれば、内臓脂肪が減り、骨格筋も増えます。つまり、内臓脂肪からの「悪いホルモン」が減り、骨格筋からの「よいホルモン」が増えることになります。要するに、**適切な運動や身体活動は、ホルモンの分泌状態を変え、炎症を改善し、ひいては動脈硬化やさまざまな病気を予防する**わけです。

### ●ただし高強度の運動は身体に悪い

そんなにのんびりとした時間もないので、高強度の運動を短時間でおこないたい、という人もいるのではないかと思います。しかし、**寿命ののびる運動をお望みなら、高強度の運動をしてはいけません。**

高強度の運動をしたあとは、筋肉がほてり、筋肉痛が何日も続きます。高強度の運動は炎症を招くのです。一方、低～中強度の運動では、運動の持つ炎症抑制効果が発揮されます。高強度の運動とは正反対の効果です。

運動の強さで効果がまったく正反対になる現象は、他にもたくさんあります。

たとえば、低～中強度の運動は血圧を下げますが、高強度の運動では下がりません。適度な強度の運動は、血管のしなやかさを復活させ、若返らせますが、高強度の運動では血管は若返りません。

適度な強度の運動は便秘を改善しますが、高強度の運動ではむしろ便秘になります。

高強度の運動ならカロリーの消費も多いし、早くやせられるのではないか、と考える人もいるかもしれません。しかし、高強度の運動は体脂肪の分解を抑制するので、脂肪を減らすにはむしろマイナスになります。

身体活動や運動は、骨格筋が収縮することによりおこなわれます。運動筋では、運動の強さに応じて安静時の数倍～十数倍もエネルギーが消費されます。

このように、運動にはエネルギーが必要ですが、**運動に利用されるエネルギー源は、運動の時間や強さで異なります。**

高強度の運動では、酸素が足りないので、うまく脂肪を分解できません。それどころか、酸素不足だと解糖《かいとう》（酸素を使って糖質を分解し、エネルギーを取りだすことをいいます）の際、乳酸が溜まりますが、そうなると、脂肪の分解はむしろ抑制されてしまいます。

その結果、運動（骨格筋の収縮）を続けるためのエネルギーの原料が、遊離脂肪酸からグリコーゲン（糖質）にシフトしてしまいます。したがって、血中と脂肪組織に貯蔵されている脂質の利用（体脂肪の減少）を高めることを目的にした糖尿病、肥満などの**生活習慣病の運動療法では、運動強度が中強度以下でなければならない**のです。

運動でも「過ぎたるはなお及ばざるがごとし」という先人の格言が生きているというわけです。つまり、運動ならなんでも身体によい、というわけでなく、**「自分に合った軽い運動」をすることが身体にとって重要**なのです。

競技としてスポーツをおこなうのではなく、日常的に運動したり身体活動量が多かったりする人は、そうでない人に比べ、死亡率や生活習慣病にかかる率が低いことを示す報告がたくさんあります。

しかし、**スポーツ選手の寿命が長い、という報告はありません。**むしろ、現役時代に急死する人も珍しくありません。

また、スポーツ競技者の寿命に関する報告資料を見ると、おこなっていたスポーツ種目の違いによって、死亡時の年齢が異なることがわかります。すなわち、瞬発的種目よりは持久的種目、激しく競争する種目よりは、ある程度自分のペースでおこなえる種目のほうが、総じて寿命が長いことがうかがえます。

一方、同一大学の卒業生を対象にしたいくつかの報告では、大学在学中にスポーツに参加していた競技者と、そうでない人の死亡年齢には差がなく、大学在学中のスポーツ活動よりも、その後の生活習慣のほうが、寿命に与える影響が大きい可能性があることが示されています。

つまり、**若いときに運動することも重要ですが、より生涯にわたって適度な運動を長く続けることが、より重要**だと思われるのです。

# 第3章

# 「らくらく運動療法」は最高のクスリ

## ●はじめる前にウォーミングアップを

「らくらく運動療法」を本格的におこなう前に、できればおこなってもらいたいのが準備運動（ウォーミングアップ）です。

**ウォーミングアップとは、主運動となる身体運動の前におこなう、ゆっくりした歩行などの低強度の身体活動です。**ウォーミングアップなしに「強い運動」を「急に」はじめると、心拍数《しんぱくすう》、血圧などが急上昇し、不整脈《ふせいみゃく》が起きたりする可能性があるのです。

また、運動時には筋、腱《けん》、靭帯《じんたい》、軟骨などの軟部組織に強いストレスが加わるので、急激な運動はこれらの運動器の障害を引き起こす原因にもなります。

ウォーミングアップの目的は、このような危険を防止し、最適な身体活動がおこなえる状態に保つことにあります。つまり、こうしたウォーミングアップは、その日の体調を把握《はあく》し、運動を安全に実施するためには欠かせないものです。車でいえば、アイドリングのようなものです。

ウォーミングアップにより、なぜ最適状態になれるのでしょうか？

まず、ウォーミングアップにより体温が上昇すると、筋肉の温度が上昇します。すると、①筋の粘性《ねんせい》が小さくなって滑《なめ》らかな動きが可能になります。

また、②関節を包む滑液《かつえき》の分泌《ぶんぴつ》を促進し、関節の滑らかな動きを可能にします。さらに、③傷害の危険性を低下させ、④運動後の筋肉痛を軽減します。

また、⑤筋を通過する血液の温度も上昇させ、酸素がヘモグロビンから容易に解離できるようになって、酸素の筋への供給能が高まります。⑥交感神経が刺激されて心拍数や心拍出量が増加し、酸素の筋肉組織への供給能力が高まり、運動を継続しやすい状態にします。まさに言葉どおり、**筋や血液を「ウォーミング（温《あたた》める）」**のです。

## ●「らくらく運動療法」は4種類の運動

身体を若返らせ、老いない身体をつくるには、身体の柔軟性、バランス力、骨の強さ、持久力、筋力、瞬発力の維持・向上が必要となります。そのためにおすすめする「らくらく運動療法」には、A～Dの4種類の運動があります。

A　**転倒防止の「らくらく運動療法」（らくらく転ばぬ運動療法）**……バランス運動（54ページから詳しく紹介します）

B　**寿命をのばす「らくらく運動療法」（らくらく長生き運動療法）**……持久力運動（58ページから詳しく紹介します）

C　**見た目が若返る「らくらく運動療法」（らくらく若返り運動療法）**……レジスタンス運動（第4章に詳しく紹介します）

D　**運動障害予防の「らくらく運動療法」（らくらくケガなし運動療法）**……柔軟性運動（ストレッチング）（第5章に詳しく紹介します）

余裕があればお好みでEを追加します。

E　**症状別・部位別の「らくらく運動療法」（らくらく症状別・部位別運動療法）**（第6章に詳しく紹介します）

## 準備運動――簡単なストレッチング（上月の腎臓体操）

軽いストレッチングによる準備運動です。慢性腎臓病《じんぞうびょう》や腎不全透析《とうせき》患者さんなど腎臓病患者さんのためにつくったものですが、一般の方がおこなってももちろん有効です。

運動や生活一般で必要な動作の際に用いるさまざまな筋の腱を十分のばす方法です。

腎臓体操は、４種類の体操をそれぞれ5〜10回ずつおこないます。

○**かかとの上げ下ろし**――両足をそろえて立ちます。その状態で両足のかかとの上げ下ろしをします。アキレス腱をのばす効果もあります

○**足上げ**――椅子や手すりにつかまって身体をささえながら、一方の足を前や上、後ろへ上げます。反対の足も同様におこないます。

○**中腰までのスクワット**――両手を腰にあて、足を少し開いて立ちます。そのまま軽く膝《ひざ》を曲げて腰を落とし、もとの状態に戻ります。１０２ページのイラストのように、転倒防止のために椅子の背に両手をそえておこなってもかまいません。

○**ばんざい**――ばんざいをするように両腕を上げ、もとに戻します。腕は耳につくようにして上げます。

※腎臓体操をおこなう際は、身体を動かす範囲を広くするなど、次の点に注意してください。注意点を「ひなまつり」と覚えておくとよいでしょう。

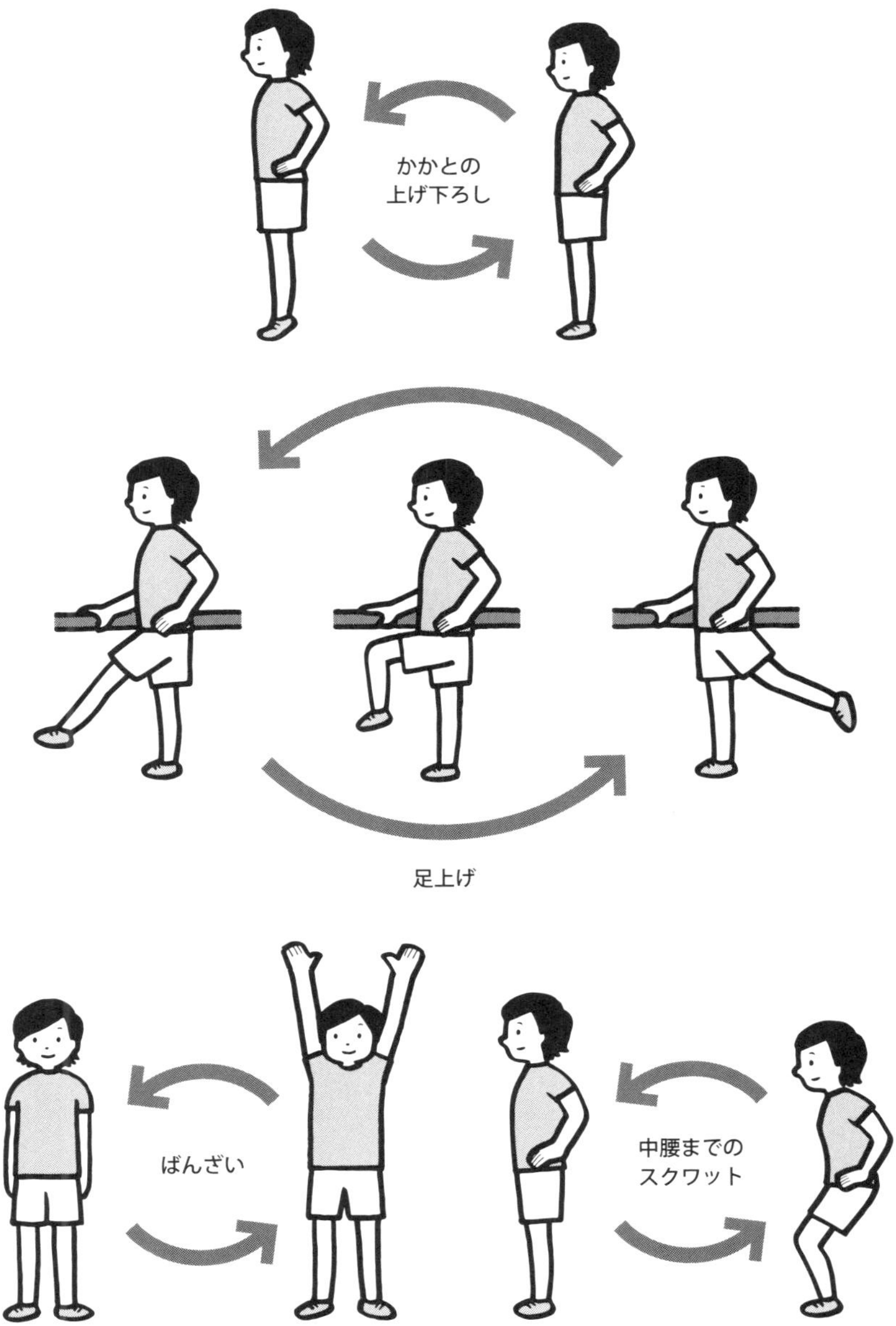
かかとの
上げ下ろし
足上げ
ばんざい
中腰までの
スクワット

**ひ**　広い範囲で
**な**　長くおこなう（10～15秒）
**ま**　マイペースで
**つ**　「つー」といいながら息を止めずに
**り**　リラックスしてゆっくり

また、5分程度のウォーキングも準備運動になります。

どうしても時間がなければ省略しても構いません。その代わり、この後の主運動であるらくらく運動療法をおこなうときに、十分余裕をもって、ゆっくりおこなってください。

## A　転倒防止の「らくらく運動療法」（らくらく転ばぬ運動療法）

らくらく転ばぬ運動療法は、バランス運動ともいいます。高齢者の障害の大きな原因である転倒の防止に役立ちます。

転倒は外の階段、雨で道路がすべったり、突風にあおられたりなど、さまざまな原因で起こります。

また、家の中も決して安全ではなく、すべりやすい床や厚いカーペット、電気コード、暗い照明などが転倒の誘因になります。

こうした転倒防止には、**ダイナミックフラミンゴ療法**（A―1）が手軽で効果大です。

また、継《つ》ぎ足歩行（A―2）、バランス歩行（A―3）も試してみてください。

## A 1 ダイナミックフラミンゴ療法

①片足ずつ交互におこなってください。右足立ちで1分間＋左足立ちで1分間。朝昼晩、1日3回。これを毎日くり返してください。

②高齢の方は机や椅子や手すりにつかまりながらおこなってください。転倒に注意してください。

③片足で立てば、大腿《だいたい》骨頭《こっとう》にかかる力は、両足で立つときの2・75倍となります。1分間の片足起立で得られる大腿骨頭に加わる力は、53分間歩くことで得られる総負荷《ふか》量（力）と同じと計算されています。

④この治療法は、バランス改善する訓練であるとともに、股《こ》関節《かんせつ》の周囲の骨の強度を増すし、下肢の筋力の増強にもなります。

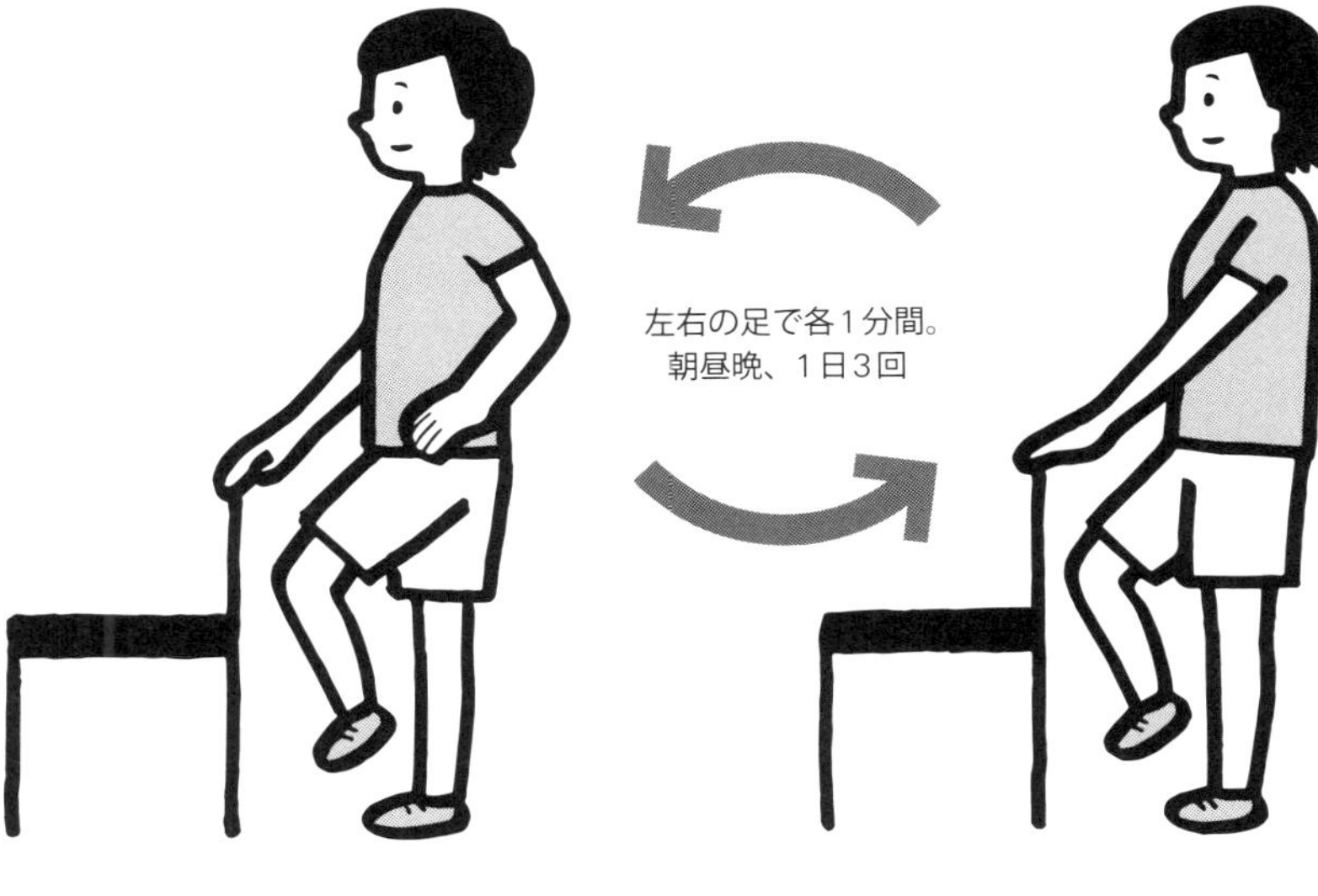

## A 2 継ぎ足歩行

①歩行の邪魔にならないところを探しましょう。
②片足のかかとを、もう片足の足先につけて一直線になるように20歩、歩きます。
③歩行が不安定な場合は、壁の近くでおこない、すぐ壁につかまれるように安全をあらかじめ確保してからおこないましょう。

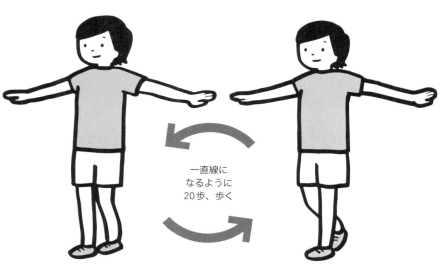

## A 3 バランス歩行

①歩行の邪魔にならないところを探しましょう。
②両腕を横に肩の高さにのばします。
③直線上を歩くようにしましょう。
④歩行の際には、後ろの足を高く前に上げ、ステップする前に1秒静止しましょう。
⑤足をかえながら20歩、歩きます。

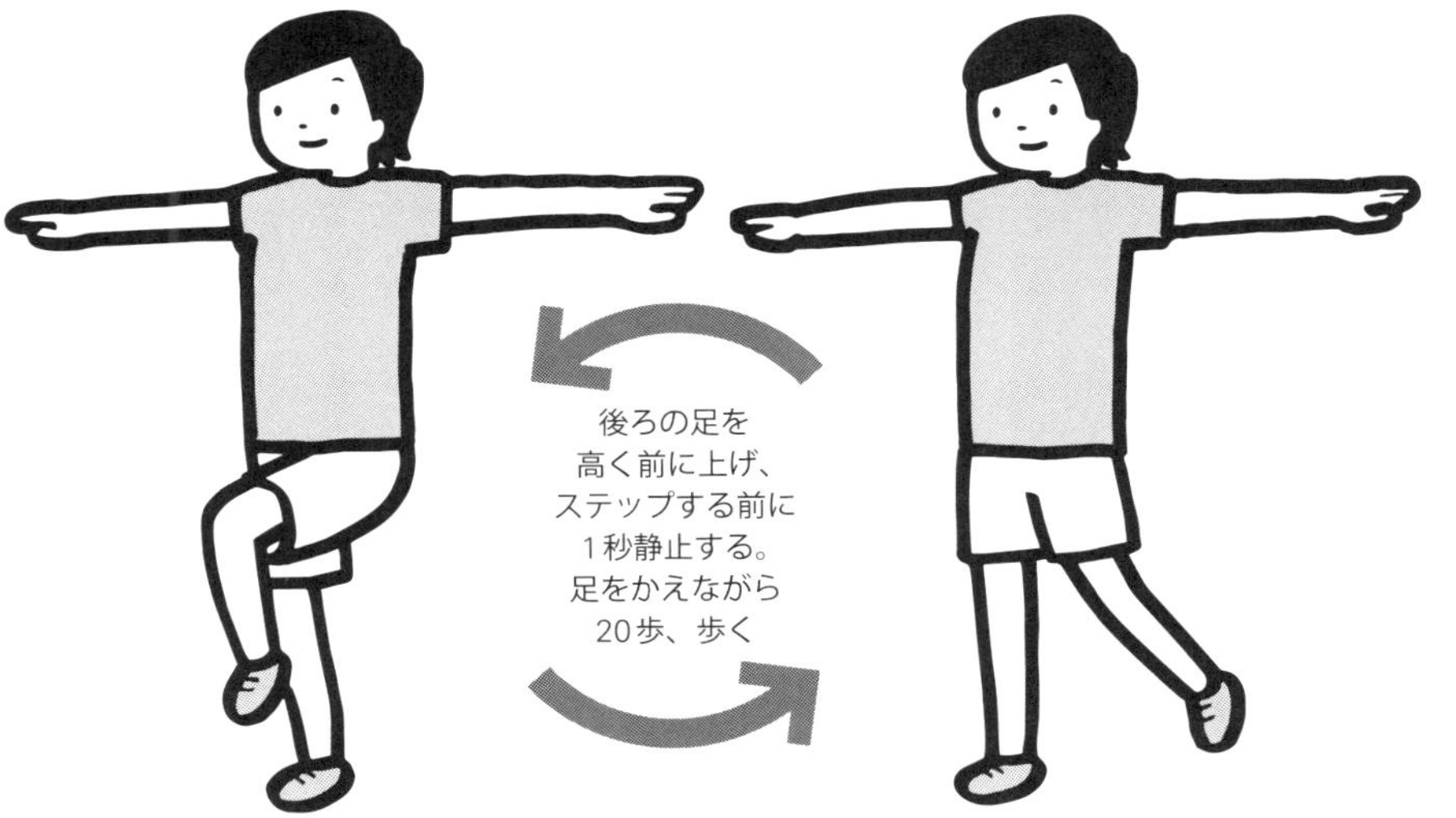

## B 寿命をのばす「らくらく運動療法」（らくらく長生き運動療法）

らくらく長生き運動療法は、**ウォーキングやジョギングなどの持久力運動**です。

心拍数や呼吸をしばらくのあいだ増大させますが、息切れしない速度のものが、あとで説明しますが、有酸素運動です。息切れするあたりからは、無酸素運動が増えてきます。

有酸素運動レベルでは、**心臓・肺・血液・筋肉の機能が改善し、病気を予防したり病気の進行を遅らせたりして寿命をのばす**ことができます。

ところで、散歩とウォーキングはどう違うのでしょうか？

両者は似ていますが、散歩が比較的のんびりしたものであるのに対し、ウォーキングは小走りに近い積極的な歩行といえます。

一方、ジョギングは、ウォーキングよりも少し運動強度が強く、ゆっくり走る運動です。ウォーキングは、一歩一歩地面を丁寧《ていねい》に確実にとらえていく楽しさが魅力です。一方、ジョギングには、滞空してぴょんぴょんと弾《はず》む楽しさを体感できるという魅力があります。

ウォーキングもジョギングも、移動距離当たりの消費カロリーに置き換えると、どちらもほとんど同じ消費カロリーです。しかし、ウォーキングよりジョギングのほうが着地の衝撃が大きいので、足腰への負担が大きく、足腰の弱い人にはウォーキングのほうが無難です。

また、ウォーキングとジョギングは、特別な用具や施設も必要とせず、誰もがすぐに、いつでも、どこででも、マイペースで楽しめる生活に密着した運動です。ウォーキングとジョギングは、まさに健康づくり運動の「金《きん》」と「銀《ぎん》」なのです。

## B 1 ウォーキング

①できれば歩く前に簡単な準備運動をしましょう（52ページの「簡単なストレッチング」を参照）。

②最初はゆっくりのペースでよいのです。まずは10分でもいいから**定期的に歩くことからはじめましょう。慣れてきたら時間をのばしましょう。**

③短時間でよいので、できるだけ毎日おこなうようにしましょう。実施時刻もだいたい決めておくほうが習慣化しやすいのです。

④慣れてきたら背すじをのばし、肘《ひじ》を曲げ、腕を前後に大きく振り、いつもより大股《おおまた》に歩きましょう。これで自然に上体が起き、かかとで着地し、つま先で蹴《け》る感覚が生まれ、見た目にもかっこいいですよ。

⑤ウォーキングに適した運動靴をはきましょう。運動中の足の保護の観点から、底の弾力性のすぐれた靴と運動用のやや厚手の靴下との組み合わせが重要です。

⑥脱水に注意しましょう。ウォーキングの前後、あるいは1時間を超えるような場合は、途中でも適宜《てきぎ》水分をとりましょう。

⑦歩数計および記録ノートを利用しましょう。1日1万歩はよい目安になります。

有酸素運動は、健康や体力の維持・増進や病気の予防のための運動です。なぜなら、有酸素運動では、持久力の向上、心・肺機能の向上、体脂肪の減少、肥満の解消、血圧の低下、耐糖能改善（インスリン抵抗性改善）、ＨＤＬコレステロールの増加、血小板凝集能の低下、免疫《めんえき》機能の強化、寿命の延長などの多面的な効果があるからです。

有酸素運動は、のんびり気長にできる運動、たとえばウォーキング、ジョギング、水泳、エアロビクスなど、酸素をたくさん取り入れて脂肪を燃焼させる運動です。

有酸素運動を効率的にすすめるには、運動の強さを適切に設定することが重要です。有酸素運動では、運動の強度と持続時間が重要です。

呼気ガス分析という特殊検査をおこなうのがいちばん正確でよいのですが、実際はおこなっている施設が少なく、運動中の脈拍数や自覚的運動強度＝Borg の主観的運動スケール（図表5）を目安

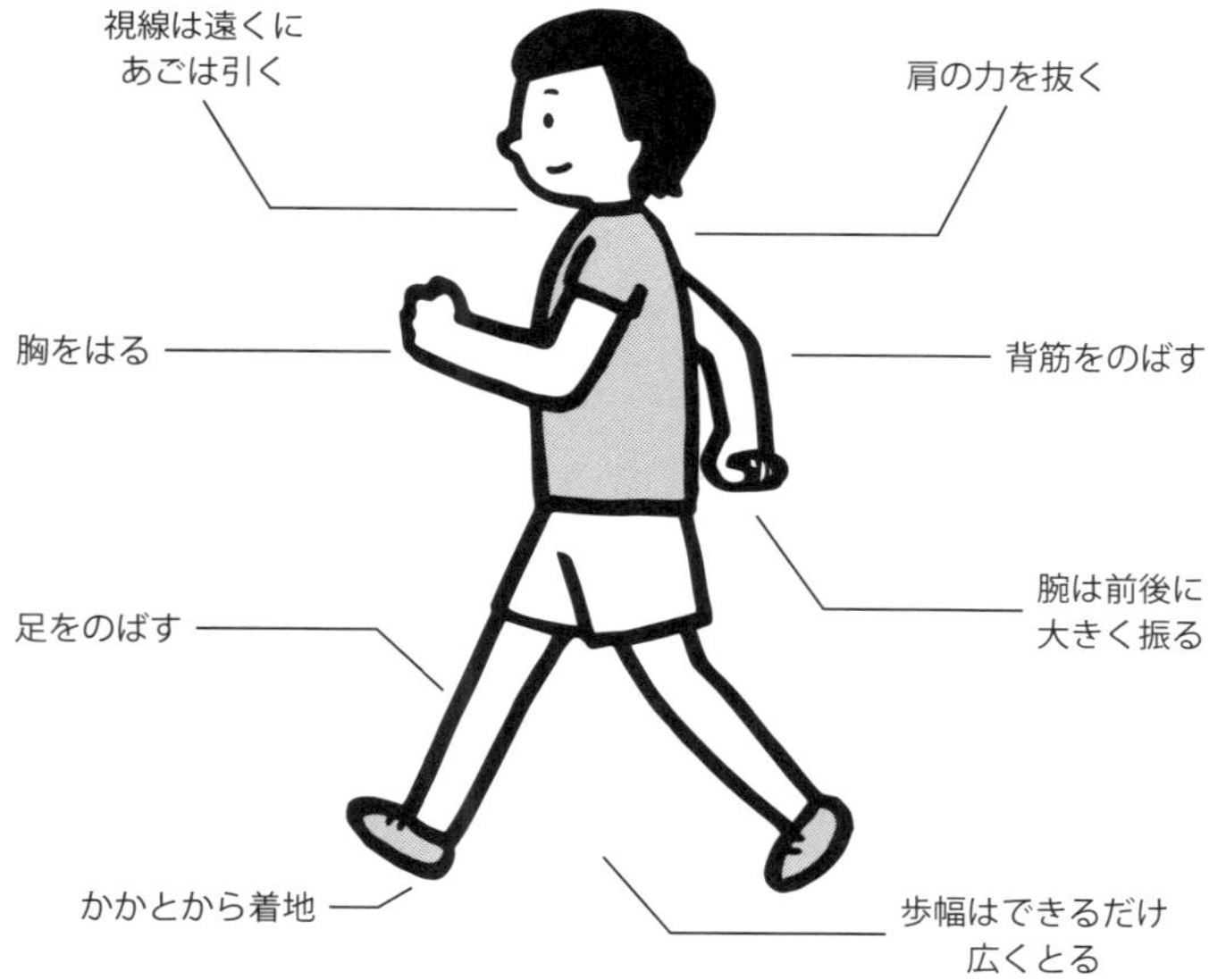
視線は遠くに
あごは引く
肩の力を抜く
胸をはる
背筋をのばす
腕は前後に
大きく振る
足をのばす
かかとから着地
歩幅はできるだけ
広くとる

にする場合が一般的です。

Borgの運動スケールは、運動負荷をどの程度の「きつさ」として感じているかを測定するものですが、これで**11～13**あたりの、適度に息が荒くなり、汗が出る程度の強さで運動するのがよいとされています。

強度が強すぎると、有酸素運動より無酸素運動の比率が高くなり、さまざまな運動の効用を享受できません。

歯を食いしばって頑張ればよいというものではないのです。

| | |
|---|---|
| 20 | |
| 19 | 非常にきつい |
| 18 | |
| 17 | かなりきつい |
| 16 | |
| 15 | きつい |
| 14 | |
| 13 | ややきつい |
| 12 | |
| 11 | 楽である |
| 10 | |
| 9 | かなり楽である |
| 8 | |
| 7 | 非常に楽である |
| 6 | |

**図表5：Borgの主観的運動スケール**

もう少し数字としての目安をお望みの方は、**運動中の心拍数が、推定最大心拍数（220からその人の年齢を引いたもの）の60％くらい**になるような強さで運動するのが理想です。

たとえば、54歳だと（220－54）×0・6＝約100拍／分です。不整脈でもない限りは心拍数と脈拍数は同じなので、脈拍数が100回分程度の強さの散歩をおこなえばよいのです。

でも、運動しながら脈拍を測るのはむずかしいかもしれません。その場合には、**運動直後10秒以内に測定をはじめ、「15秒間の脈拍数×4＋10」で、運動中の心拍数を推測**します。

最近の腕時計は機能が充実していて、運動中に脈拍を測定できるものも比較的安価で手に入ります。

## B 2 ステップ運動

ステップ運動は踏み台となるものがあれば誰にでもできる、お手軽運動です。

天気の悪いときに屋内でおこなうには非常に便利な運動です。

踏み台は市販のものもありますし、高さが20センチくらいの台となるものなら何でも構いません。たとえば、お風呂の浴槽ステップや、家の階段の段差をそのまま利用してもよいでしょう。

ただ、慣れないうちは10センチほどの低めの踏み台からはじめたほうがいいかもしれません。

やり方は、踏み台に左右の足を一歩ずつのせていき、また一歩ずつ下ろすというステップをくり返す、踏み台昇降と同じ動作をしていくだけです。

ステップ中の各動作では足をしっかりのばして

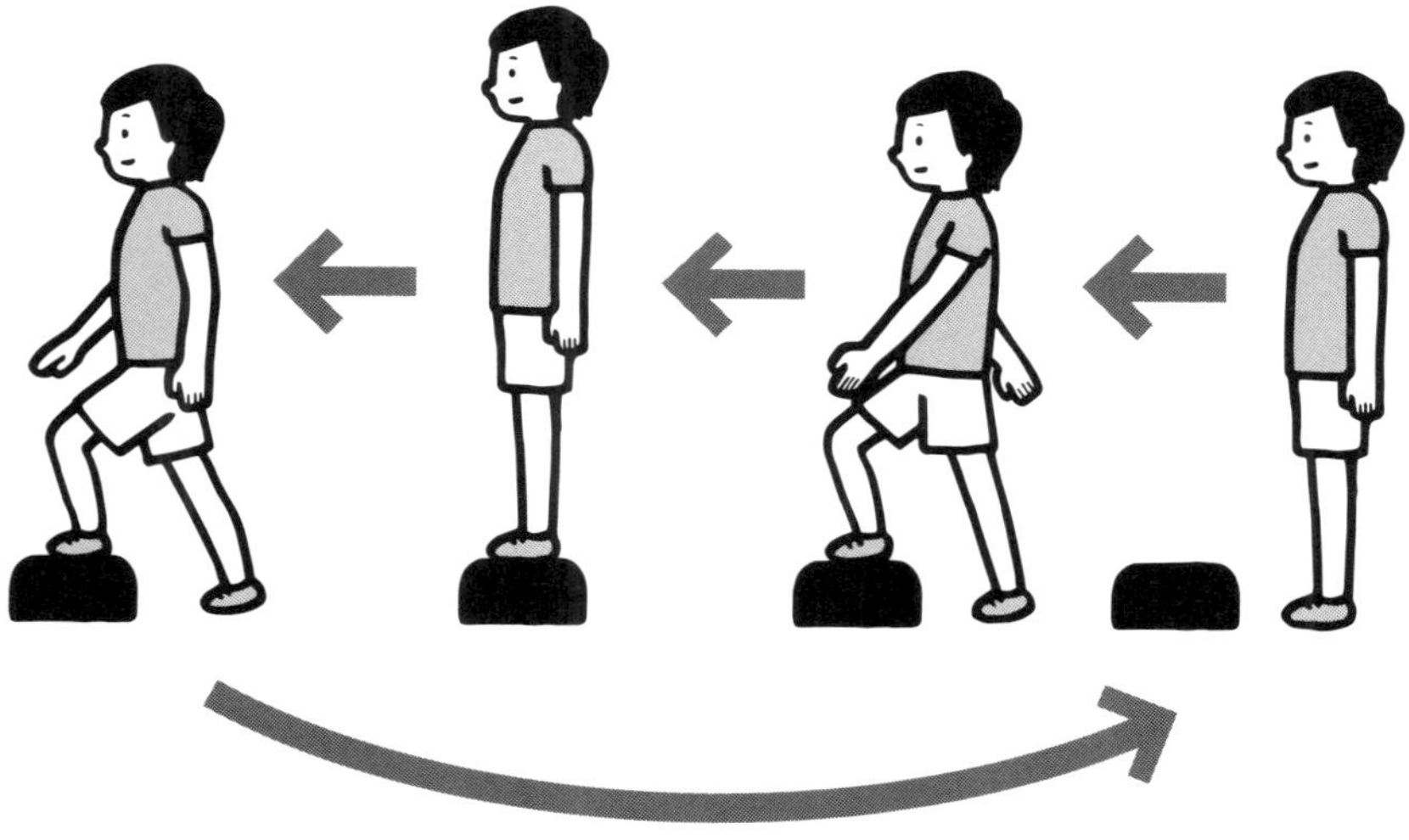

立つことを心がけてください。

①肩の力を抜いて、踏み台の正面に立ちます。踏み台の周囲には物を置かないでください。

②スタートはどちらの足からでもＯＫです。足を動かすごとに1回と数えます。

③両方の足をのせたら、台の上で足腰がのびきるようにします。

④先にのせたほうの足から下ろします。バランスをくずさないように気をつけて。

⑤両足を下ろしたら、次は1回目の反対の足から先に台にのせます。踏みだす足のほうが筋肉を使うので、先にのせる足は左右交互に。最後に下ろした足から台にのせると覚えておきましょう。

※膝が少し痛いときは、机や椅子などにつかまって、膝の負担を減らして、痛みが増さないようにしてください。

## B 3 自転車エルゴメータ

負荷の加えられる自転車です。65ページのトレッドミルのように全身運動ではなく、主として大《だい》腿《たい》四《し》頭筋《とうきん》を中心とした下肢《かし》の運動です。テレビを観ながら、音楽を聴《き》きながらでもできるので、ながら運動としても非常に便利です。

**○コンビエアロバイク**

代表的なメーカーのものです。器械にさまざまなプログラムが内蔵されていて、耳たぶで心拍数を測定しながら、安全に、らくらく長生き運動療法を実践できます。

**○てらすエルゴ**

10〜75Wまでの7段階（定量的）負荷調整ダイヤルを搭載《とうさい》した、ベッド上あるいは床上における運動器具です。

私は、高齢者、認知症患者、透析患者の方などに用いています。

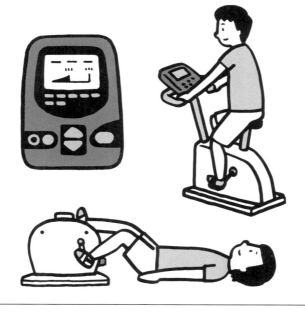

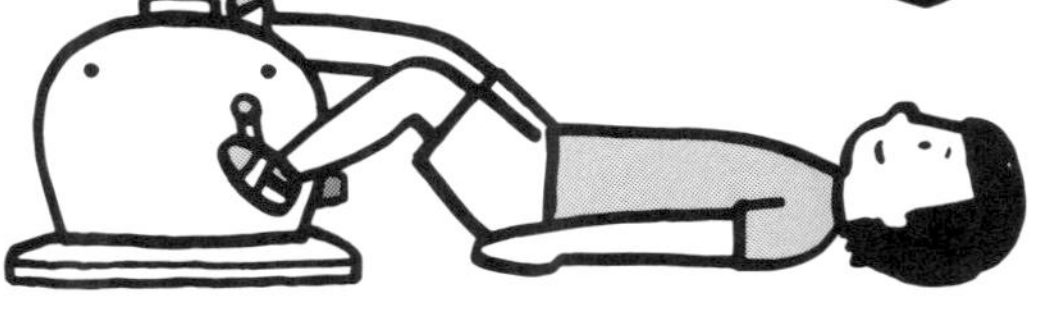

## B 4 トレッドミル

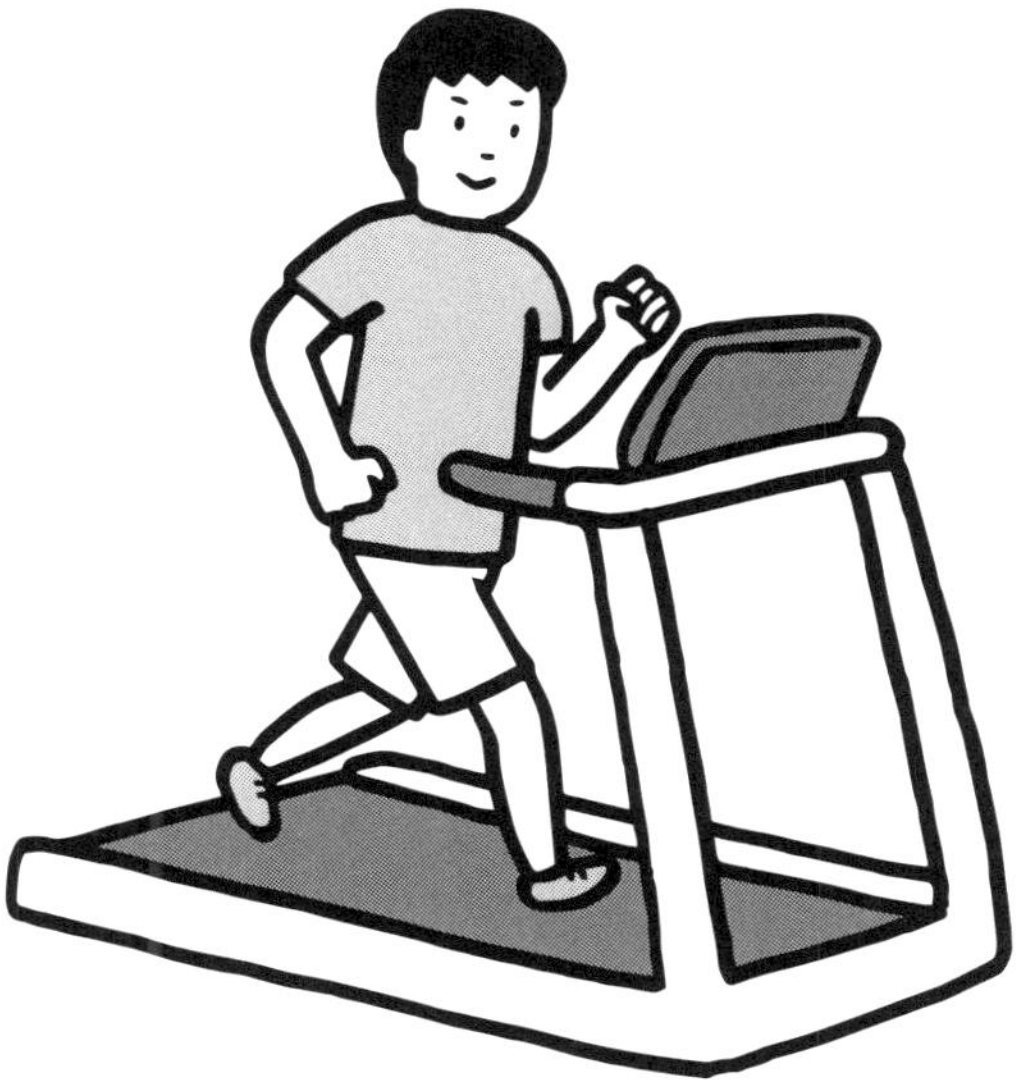

動く歩道です。傾斜がつけられるベルトコンベア型の負荷装置で、車輪に対する摩《ま》擦《さつ》荷重で強度を設定します。歩行速度と傾斜の設定により運動負荷量を漸増《ぜんぞう》することが簡単です。

また、心電図や血圧のモニターもおこないやすく、病院や運動施設での体力測定や体力評価にもよく用いられています。

### ○1週間に180分または1日1万歩が目安

体重60キロ、歩幅70センチの人が時速4キロで10分歩行すると、1000歩の歩行で約30キロカロリーの消費となります。

健常者では週あたり2000キロカロリーあるいは1日あたり300キロカロリー以上の運動（身体活動）が望ましいので、1日300キロカロリーの消費のためには1万歩を歩く必要があるというわけです。

1日の歩数を少しずつ増やして、1日1万歩を目標にします。

最近の研究では、1回10分程度の運動を小刻みにおこなっても、合計して1日1万歩程度になればよいことがわかりました。

1日1万歩は日常生活活動を全部含めた歩数ですが、運動時間として考えた場合はどのぐらいがよいのでしょうか？

さまざまな報告がありますが、1日30分の運動を毎日、あるいは1週間に180分の運動を週に数回分けておこなうのがベストとされています。

## C 見た目が若返る「らくらく運動療法」（らくらく若返り運動療法）↓第4章参照

らくらく若返り運動療法は、レジスタンス運動ともいいます。やりたいことをおこなうだけの筋力をつけ、骨を強くするとともに、スタイルをよくすることができます。

**同じ筋肉を鍛《きた》える場合は週2〜3日**で結構です。2日連続して同じ筋群の運動はおこなわないようにしましょう。

もっとも重要なのは、**重さ、あるいは回数・セット数を次第に増加**することです。

軽い重さ（場合によってはおもりなし）から開始し、少しずつ増加していきましょう。

向上してきたら、まずは反復回数を増加し、次に重さを増加しましょう。5〜10回動作をくり返し、休憩をはさんで、もう5〜10回動作をくり返しましょう。

おもりの引き上げに3〜5秒間、引き下げに3〜5秒間費やしましょう。急激におもりを動かさないようにしましょう。

5回以上できない場合は、おもりが重すぎます。力を入れているときには呼吸を止めないようにしましょう。

はじめは運動によって筋肉がこわばり多少の痛みを感じるかもしれませんが、けっして強い痛みが生じない程度にしましょう。

運動後にらくらくケガなし運動療法をおこないましょう。

## D　運動障害予防の「らくらく運動療法」（らくらくケガなし運動療法）↓第5章参照

らくらくケガなし運動療法は、ストレッチング（柔軟性運動）ともいいます。からだを柔軟に保ちます。瞬発力や骨の硬さが必要ですが、それらもこの運動で身についていきます。しかし、この運動のみでは、持久力や筋力はあまり向上しません。

らくらくケガなし運動療法は、らくらく長生き運動療法やらくらく若返り運動療法の後、身体が温《あたた》かいうちにおこないましょう。

らくらくケガなし運動療法しかできない方は、週に3回以上おこなうようにしましょう。常に、はじめる前は52ページの準備運動などで筋肉を温めてください。

運動ごとに5回程度おこなうようにしましょう。のばした位置で10～30秒くらい静止しましょう。やや不快感が生じるかもしれませんが、痛みは生じないようにしましょう。

全体の運動時間は10～15分を目安にしましょう。

身体はゆっくりと動かすようにして、急激に曲げのばしをしてはいけません。

**●「らくらく運動療法」の実施順序**

①準備体操

②らくらく転ばぬ運動療法（ダイナミックフラミンゴ療法）は左右片足1回1分、朝昼晩1日3回を毎日。他は週1～2回で十分

③らくらく長生き運動療法（週3～7回）1回10分以上、できれば1日30分

④らくらく若返り運動療法（同じ部位は週2～3日で十分）1回10分程度

⑤らくらくケガなし運動療法（らくらく若返り運動療法の際は必ずおこなう。週2～3回で十分）1回10分程度

余裕があれば、らくらく症状別・部位別運動療法（第6章参照）を加えましょう。

**●「らくらく運動療法」の週間スケジュール**

毎日のコースから、週休3日コース、週に2日集中コースなど、みなさんの都合に合わせて組み立てましょう。

もっとも、これから紹介する運動をすべておこなう必要はありません。自分に適した、あるいは弱点を克服できると思われる運動を選んで、適宜組み合わせておこなってみてください。くれぐれも無理をしないように。

「らくらく運動療法」には、それぞれ負荷が軽いものと、重いものを用意しています。体力に合わせて選んでください。

**○例**

**月曜日**　らくらく転ばぬ運動療法（ダイナミックフラミンゴ療法）6分＋らくらく若返り運動

療法（太もも）（らくらくケガなし運動療法も含む）10分

**火曜日**

らくらく転ばぬ運動療法（ダイナミックフラミンゴ療法）6分＋らくらく若返り運動療法（おしり）（らくらくケガなし運動療法も含む）10分

**水曜日**

らくらく転ばぬ運動療法（ダイナミックフラミンゴ療法）6分＋らくらく若返り運動療法（おなか）（らくらくケガなし運動療法も含む）10分

**木曜日**

らくらく転ばぬ運動療法（ダイナミックフラミンゴ療法）6分＋らくらく若返り運動療法（背中）（らくらくケガなし運動療法も含む）10分

**金曜日**

らくらく転ばぬ運動療法（ダイナミックフラミンゴ療法）6分＋らくらく若返り運動療法（太もも）（らくらくケガなし運動療法も含む）10分

**土曜日**

らくらく転ばぬ運動療法（ダイナミックフラミンゴ療法）6分＋らくらく若返り運動療法（おしり）（らくらくケガなし運動療法も含む）10分

**日曜日**

らくらく転ばぬ運動療法（ダイナミックフラミンゴ療法）6分＋らくらく若返り運動療法（おなか）（らくらくケガなし運動療法も含む）10分

これらに、さらにらくらく長生き運動療法（ウォーキング）を1回10分以上、1週間で120～180分を目標にします。

次のことが当てはまれば運動を続けられる可能性

が高いです。

○全体として運動の効果を信じている。
○自分が楽しめる運動が含まれている。
○運動を正確に安全にできると感じている。
○定期的に運動できる機会（環境）がある。
○毎日のスケジュールに運動を無理なく組み入れることができる。
○運動をすることで、時間・お金の浪費を被《こうむ》らないと感じている。

**●会議室で「らくらく運動療法」！**

運動するぞと思っても、本当に実行するまではたいへんです。スポーツジムに通うのもいいでしょう。しかし、運動は長くやらなければならないことを考えれば、会員費用も高額になりますし、おこなう時間も制限されます。

日常生活（オフィスや家庭で）の中でできる、手軽・身近・安価な運動がいちばんかもしれません。

東京では、会社の会議室で運動をおこなっているところもあるようです。正午過ぎに、全身のストレッチ体操をおこない、その後は低カロリー弁当を食べるそうです。

**●すきまの時間にできる「らくらく運動療法」の工夫**

日頃の生活活動でのエネルギー消費を増やすことも重要です。いつの間にか、楽な生活ばかり追い求めすぎてきましたから、ちょっと昔の生活、車やエレベーターに頼らないシンプルな生活に戻ればよいということです。

**運動をするのに、基本的に特別な器具や場所は必要**

**ありません。重要なのは、手軽にしかも効果的にできる運動、そして長続きする運動の2点に尽きます。**

そこで、本書では、米国国立老化研究所（ＮＩＡ）で提唱している健康づくりのための手引書などを参考に、安静と肥満による危機を克服するために、いつでもどこでも誰でもできる運動を紹介します。

すなわち、職場内でも、公園でも、喫茶店でも、電車内でも、信号待ちでも、どこででもできる運動で、すきまの時間や、話や仕事をしながらの「ながら運動」でも効果的なものを中心に集めました。

楽しみながらやっていくうちに、効果が実感でき、どんどんハイレベルなものに挑戦しようという意欲がわきます。

ダイナミックフラミンゴ療法やウォーキングについては本章で述べましたが、次章からいつでもどこでも誰でもできる運動療法を紹介します。

## コラム　運動するときの注意点

運動は、適したコンディションの下、自分に合った運動量を調節しながらおこなうべきです。以下に注意点を列挙します。

**○気分がよいときにのみ、運動しましょう。**

風邪の症状があった場合は、症状の消失後２日以上たってから運動を再開しましょう。

**○食後すぐには激しい運動をしないようにしましょう。**

少なくとも食後2時間以上休みましょう。食事は消化管への血流増加をもたらし、運動は筋肉への血流増加を必要とします。食後すぐの運動では消化管、筋肉の双方へ十分な血液を送ることができません。

**○水分摂取を心がけましょう。**

30分以上の中強度を超える運動の際は、運動前、運動中、運動後に水分摂取が望ましいとされています。高齢者、肥満者、降圧利尿剤服用者は、脱水症状や熱中症を起こしやすいので、とくに注意が必要です。

**○天候に合わせて運動しましょう。**

熱中症のサインの有無《うむ》に気をつけるようにして、水分摂取をこころがけましょう。頭痛、めまい、脱力感、吐き気、寒気、痙攣《けいれん》、動悸《どうき》などが出たら熱中症を疑い、運動を中止して涼しい場所に移動しましょう。

気温が27度以上での運動は避け、エアコンのきいたショッピングセンターなどでの運動に切り替えましょう。

**○上り坂では速度を落としましょう。**

過剰な運動にならないように、環境に応じて速度を調節しましょう。同一のペースで歩くのではなく、同一の運動量になるように歩くことが大切です。

**○適切な服装と靴を着用しましょう。**

通気性がよく、ゆったりした服を着て運動しましょう。外で日差しの強いときは反射性のよい色のものを着用し、帽子をかぶりましょう。運動用に開発された靴（ウォーキングシューズ、ジョギングシューズなど）をはきましょう。

**○自分の限界を把握し、適切な運動を選びましょう。**

通院中の方は、運動量や運動強度に制限を設けるべきかどうか主治医に確認してください。らくらく長生き運動療法を中心におこないましょう。らくらく運動をはじめる場合は低いレベルから開始し、ゆっくりと増強していく必要があります。

ストレッチングや軽い柔軟体操、軽い運動でウォームアップやクールダウンを十分におこないましょう。

**○自覚症状に注意しましょう。**

運動時、胸部、腕、首、あごなどの上半身に、痛みや締めつけられるような感じがある場合、あるいは失神、不快な息切れ、骨や関節の痛みがある場合、運動療法を継続する前に医師の診察を受けてください。

また、運動当日の夕方までは軽い興奮があってもいいのですが、疲労感が続いてはいけません。

一日を通して疲労感がある場合には、運動強度あるいは運動時間を減らすべきです。

### コラム　日常生活での運動を長続きさせるコツ

○万歩計をつけて毎日の記録を残しましょう。
○エレベーターやエスカレーターをなるべく使わないで歩きましょう。
○昼食を外食する場合は、なるべく遠くの店に歩いていきましょう。
○買い物ついでにウィンドーショッピングをおこないましょう。
○景色のいいところを散歩しましょう。
○音楽を聴きながら散歩しましょう（長続きさせるコツです）。
○バス停や駅を1つ手前で降りて歩きましょう。
○遠回りをして歩きましょう。
○高層ビルなら2～3階下でエレベーターを降りて階段を上りましょう。
○運動仲間をつくりましょう。
○服装などファッションをいつもより派手めにして変化をつけましょう。
○他人と話しながら続けられる運動で、しかも終了後に痛んだりしない程度にしましょう。
○栄養や睡眠を十分とりましょう。
○最初から頑張りすぎないで、自分の体調に合わせてマイペースで運動しましょう。

○体調の悪いときには休みましょう。
○頭痛・胸痛・冷や汗・脱力感などがあれば、ただちに運動をやめて、主治医に相談しましょう。
○運動中や運動後には忘れずに水分補給をしましょう。

# 第4章

# らくらく若返り運動療法のやり方

## ●一石三鳥の運動

第3章でもふれましたが、**「らくらく若返り運動療法」は、筋力をつけ、骨を強くすると同時に、体形をととのえる効果もあります。**

とくに高齢になるとともに、筋力の低下は避けられません。しかし、筋肉は運動することで復活します。ぜひ「らくらく若返り運動」（レジスタンス運動ともいいます）で身体のメンテナンスを心がけてください。

やり方は、**ひとつの運動を週に2〜3日、ただし2日連続して同じ筋群の運動をおこなわないことがポイントです。**79ページに、なぜ2日連続してはダメなのかなど、詳しく説明しましたので、参考にしてください。

## ●らくらく若返り運動療法で筋力低下を防止する

ウォーキングなどのらくらく長生き運動療法は、心臓や肺などの循環器系や呼吸器系の機能維持・増進には有効で、身体によいことは間違いありません。しかし、加齢にともなう筋力低下を防ぐ効果はあまりありません。

長生きできるようになることは素晴らしいことですが、ゴルフや旅行など日常生活を快適に過ごすためには、ある程度の筋力が必要であるという認識が高まり、アメリカスポーツ医学会のガイドラインでは、それまでの有酸素運動にレジスタンス運動の併《へい》用《よう》をすすめるようになりました。本書では、らくらく若返り運動療法がその役割を果たします。

## ●らくらく若返り運動療法のポイント

①寝たきりにならない身体をつくるには、身体をささえる足腰、おなか、背中の筋肉を鍛《きた》えることが基本になります。週２〜３日の頻度《ひんど》で結構です。

らくらく若返り運動療法をおこなった際には、筋組織の筋線維は微小な断裂や破裂といった損傷を生じます。そしてこの損傷した筋線維は回復期を経て、断裂される以前より少しだけ太い筋線維へと修復されます（超回復）。

これがくり返されることで、筋線維が太くなり、筋肉全体のサイズが大きくなるのです。つまり、**筋肉づくりとは、極端な言い方をすると、強いストレスをかけて（負荷《ふか》をかけて）筋線維を傷つけ太くするトレーニングともいえます。筋肉を太くするには休養が必要です。**

同じ筋肉に対して毎日、らくらく若返り運動療法をおこなうと、超回復にいたる前に疲労期へと移行するため、筋肉は太くなるどころか、かえって細くなってしまいます。

**少なくとも中１日はあけるようにプログラムしましょう。**

②中高年者がおこなう場合には１回に１セットでいいのです。２〜３セットおこなっても効果はたいして変わりません。

１セットも無理であれば、だんだん増やすやり方で結構です。

③呼吸を止めないでやってください。いきむと血圧が上がり心臓に負担がかかります。

④らくらく若返り運動療法とらくらく長生き運動療法をおこなう場合は、「らくらく若返り運動療法→らくらく長生き運動療法」を、すなわち「筋力増強運動→有酸素運動」。この順番を忘れないでください。

有酸素運動のときに使われるエネルギー源は、通常時は糖質と脂肪の割合は5：5ですが、筋肉づくり体操後は4：6、もしくは3：7の割合になるからです。それだけ筋肉づくり体操のあとに有酸素運動をしたほうが、脂肪が使われるということです。

「筋肉を鍛えた後に有酸素運動」すなわち、「らくらく若返り運動療法の後にらくらく長生き運動療法を」。この順番を忘れないでください。

## ●これからやる運動について覚えておいてほしいこと

次に実際の運動を示しますが、**通常は各部位の最初の運動で十分、目的を達成**できます。

しかし、万一、軽すぎて物足りないと感じる場合、もっと鍛えたいという方向けには「上級レベル」を準備しました。無理のない範囲でおこなっていただければと思います。

ただ、**運動は無理した結果、途中でやめるのがいちばんもったいないのです。無理をせずに長く続けることが何よりも重要**であることをご理解ください。

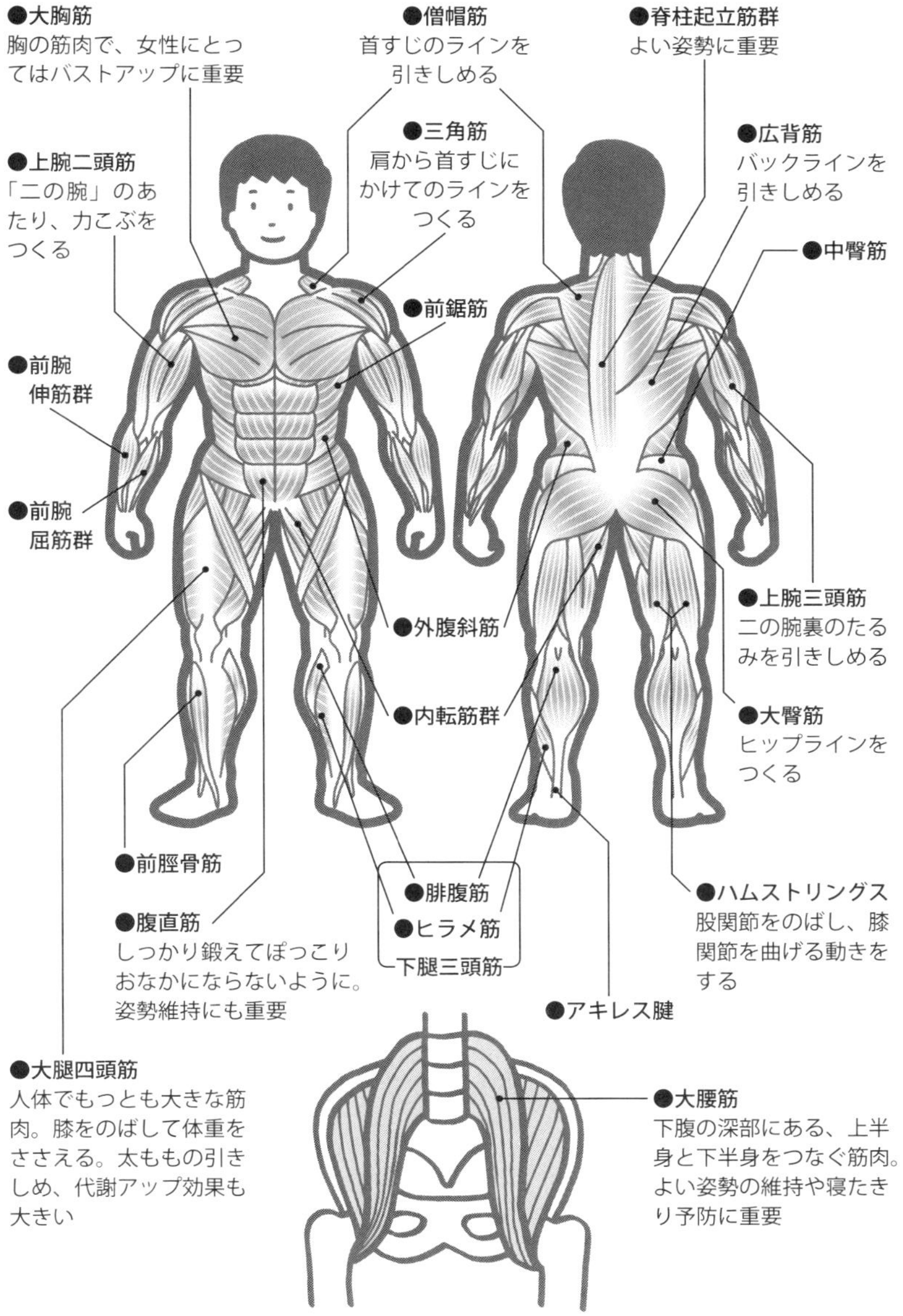


身体にある筋肉とその役割

## C 1 腕・肩・胸を鍛えるプッシュアップ

①両手両膝《ひざ》をつき、床と平行になるように背中をまっすぐにします。手をハの字形に置き、手幅は肩幅よりやや広めに。
②息を吸いながら3～5秒かけて両腕を曲げます。
③その状態で1秒静止します。
④息を吐きながら3～5秒かけて両腕を戻します。
⑤5～10回くり返します。これが1セットです。
⑥可能なら1日3セットおこないます。

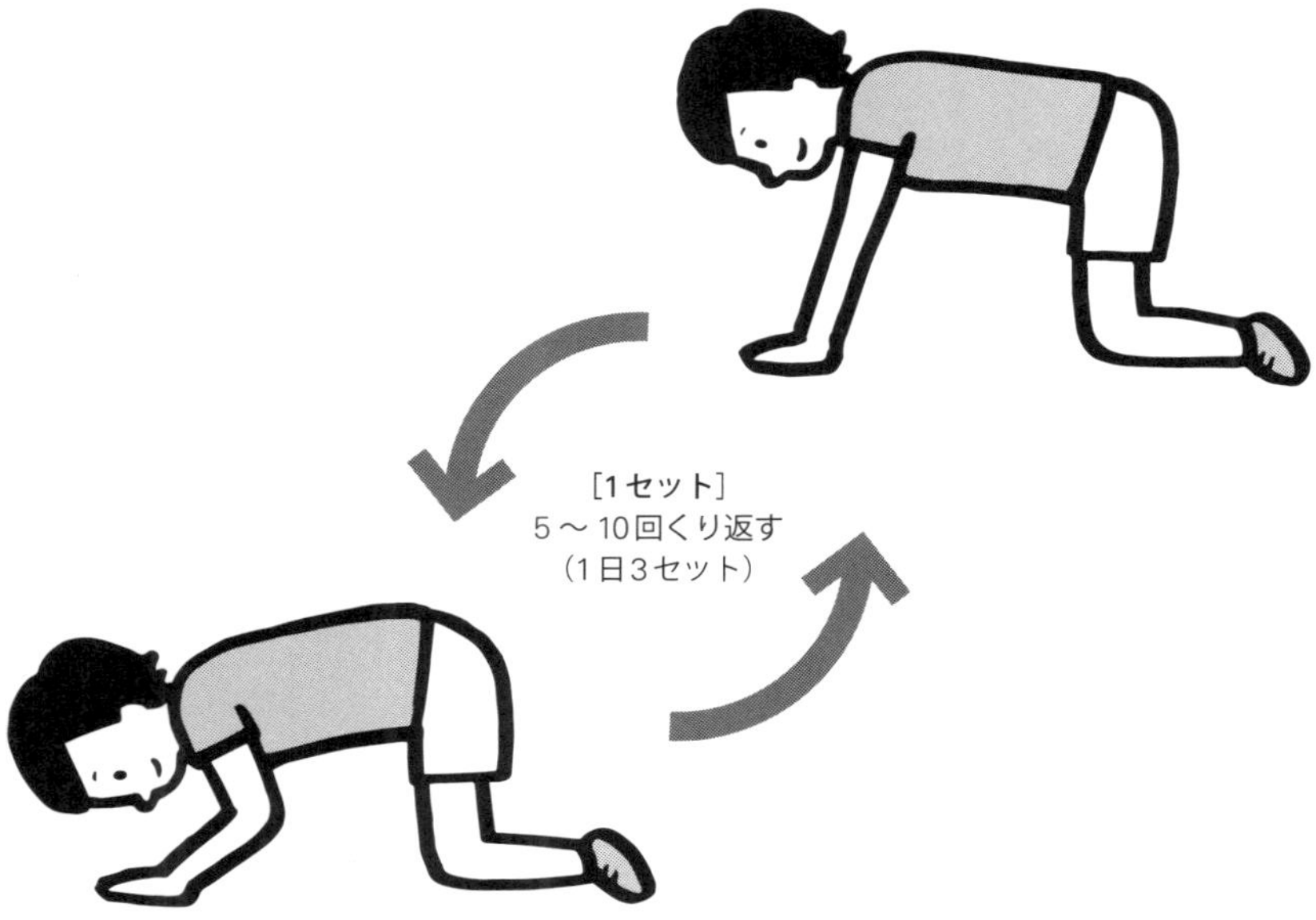

郵 便 は が き

切手をお貼りください。

102-0071

東京都千代田区富士見
一―二―十一
KAWADAフラッツ一階

さくら舎 行

| | | | |
|---|---|---|---|
| 住 所 | 〒 都道府県 | | |
| フリガナ | | 年齢 | 歳 |
| 氏 名 | | | |
| | | 性別 | 男 女 |
| TEL | ( ) | | |
| E-Mail | | | |

さくら舎ウェブサイト www.sakurasha.com

# 愛読者カード

ご購読ありがとうございました。今後の参考とさせていただきますので、ご協力をお願いいたします。また、新刊案内等をお送りさせていただくことがあります。

【1】本のタイトルをお書きください。

【2】この本を何でお知りになりましたか。

1.書店で実物を見て　2.新聞広告(　　新聞)
3.書評で(　　)　4.図書館・図書室で　5.人にすすめられて
6.インターネット　7.その他(　　)

【3】お買い求めになった理由をお聞かせください。

1.タイトルにひかれて　2.テーマやジャンルに興味があるので
3.著者が好きだから　4.カバーデザインがよかったから
5.その他(　　)

【4】お買い求めの店名を教えてください。

【5】本書についてのご意見、ご感想をお聞かせください。

●ご記入のご感想を、広告等、本のPRに使わせていただいてもよろしいですか。
□に✓をご記入ください。　□ 実名で可　□ 匿名で可　□ 不可

## C 2 腕・肩・胸を鍛えるプッシュアップ（上級レベル）

①両手両膝をつき、股《こ》関節《かんせつ》がのびるように背中をまっすぐのばします。足の先は浮かせた状態にします。

②息を吸いながら3〜5秒かけて両腕を曲げます。

③その状態で1秒静止します。

④息を吐きながら3〜5秒かけて両腕を戻します。

⑤5〜10回くり返します。これが1セットです。

⑥可能なら1日3セットおこないます。

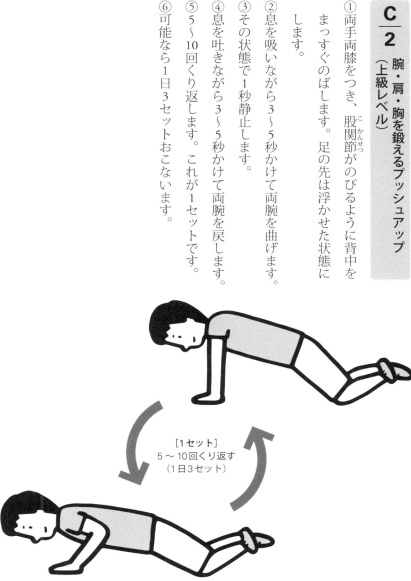

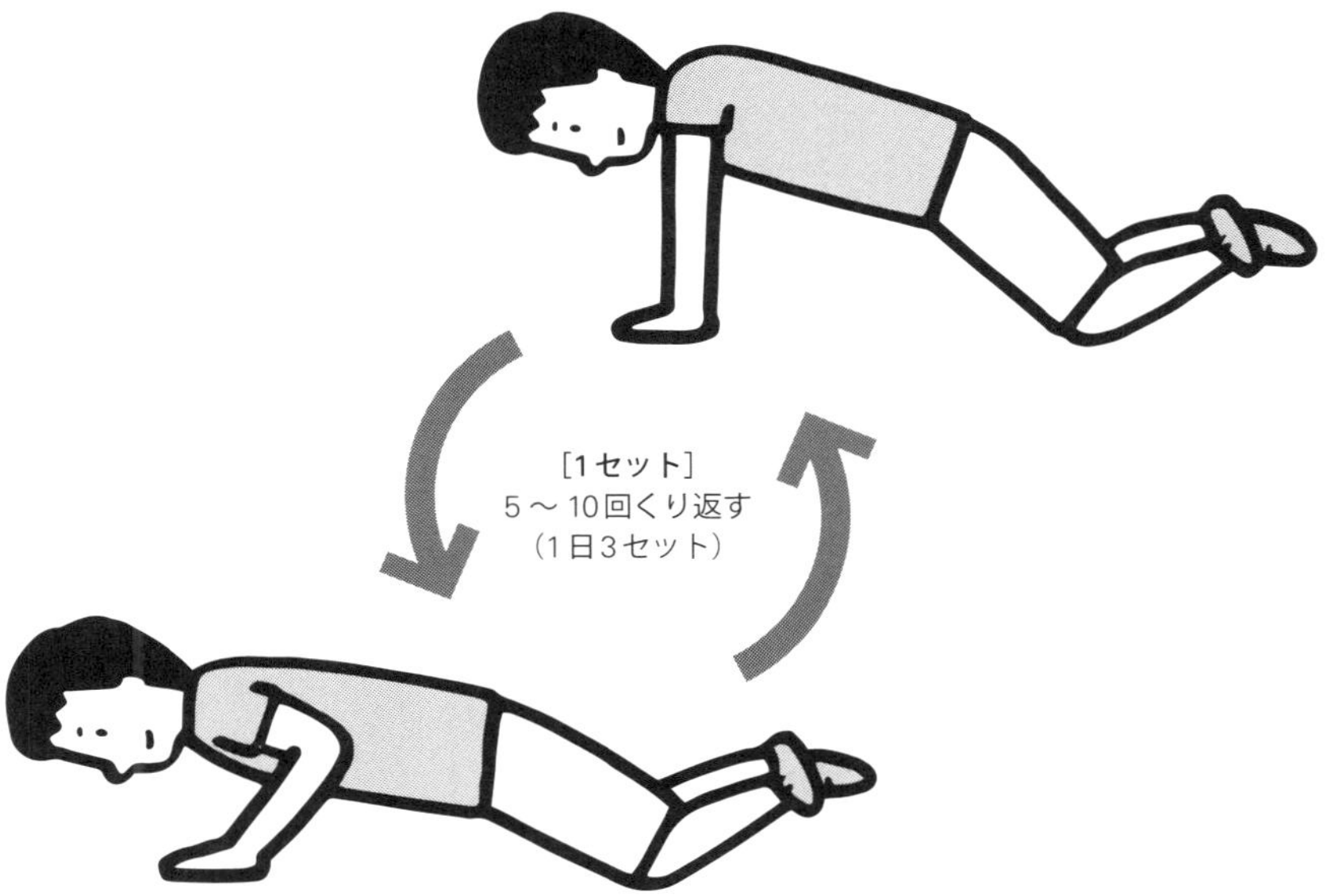

## C 3 腕・肩・胸を鍛える壁押し

プッシュアップがつらい人向けです。

①壁に向かい、腕の長さより少し離れて立ち、両足を肩幅に開きます。

②壁に前向きで寄りかかり、肩の高さで肩幅に両手のひらを壁につきます。

③息をゆっくり吸いながら、両肘《ひじ》を曲げ、上体を壁に3～5秒かけて近づけます。両足はしっかり床につけたままにしておきましょう。

④そのまま1秒静止します。

⑤息を吐きながら両肘をのばして、3～5秒かけて上体を元の位置まで戻します。

⑥5～10回くり返します。これが1セットです。

⑦可能なら1日3セットおこないます。

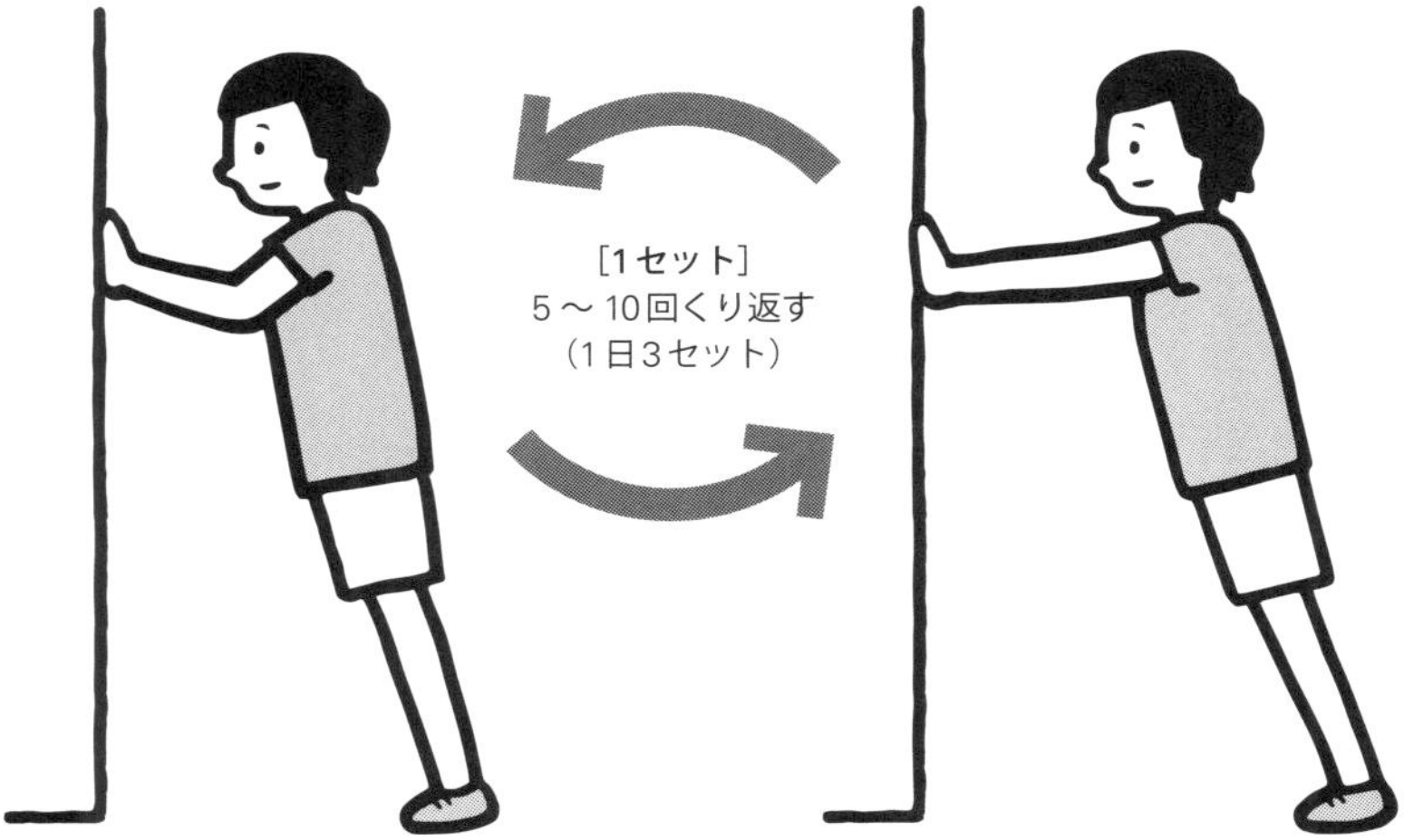

## C 4 肩と腕を鍛える両腕上げ

上腕三頭筋《じょうわんさんとうきん》を鍛えます。

①肘かけのない椅子に座るか、立っておこないます。

②肩幅に開いた両足を、しっかり床につけます。

③両手におもりを持ち、手のひらが前に向くようにして両肩の高さに保ち、息を吸います。おもりは５００グラムから２キログラム程度のものにします。市販のダンベル等のほか、ペットボトルに水を入れて使ってもいいです（ただし、すべりにくいものを使うこと）。

④息を吐きながら３～５秒かけて両腕を上げ、その位置で１秒静止します。

⑤息を吸いながら両腕を３～５秒かけて元の位置まで下ろします。

⑥５～10回くり返します。これが１セットです。

⑦慣れてきたらだんだんおもりを重くしておこないます。

⑧可能なら１日３セットおこないます。

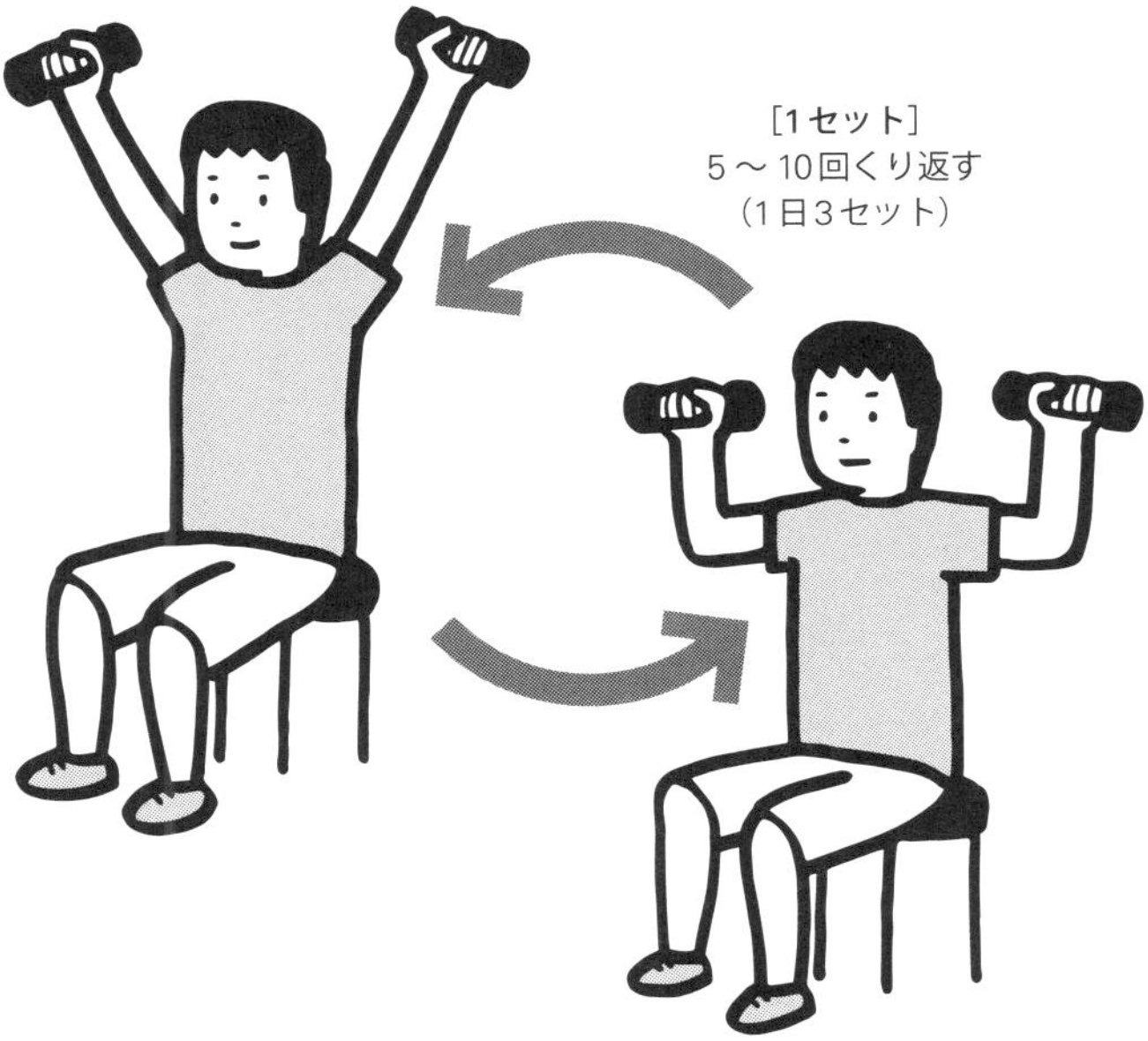

## C 5 肩を鍛える両腕の前方上げ

①立って両足を肩幅に開きます。

②両手でそれぞれおもりを持ち、手のひらが後ろに向くようにして両手を下ろして、息を吸います。

③息を吐きながら3～5秒かけて両腕を前方に上げ、肩の高さまで持っていきます。

④肩の高さの位置で1秒静止します。

⑤息を吸いながら両腕を3～5秒かけて元の位置まで下ろします。

⑥5～10回くり返します。これが1セットです。

⑦慣れてきたらだんだんおもりを重くしておこないます。また、両手動作がつらい場合は片手でおこなってください。

⑧可能なら1日3セットおこないます。

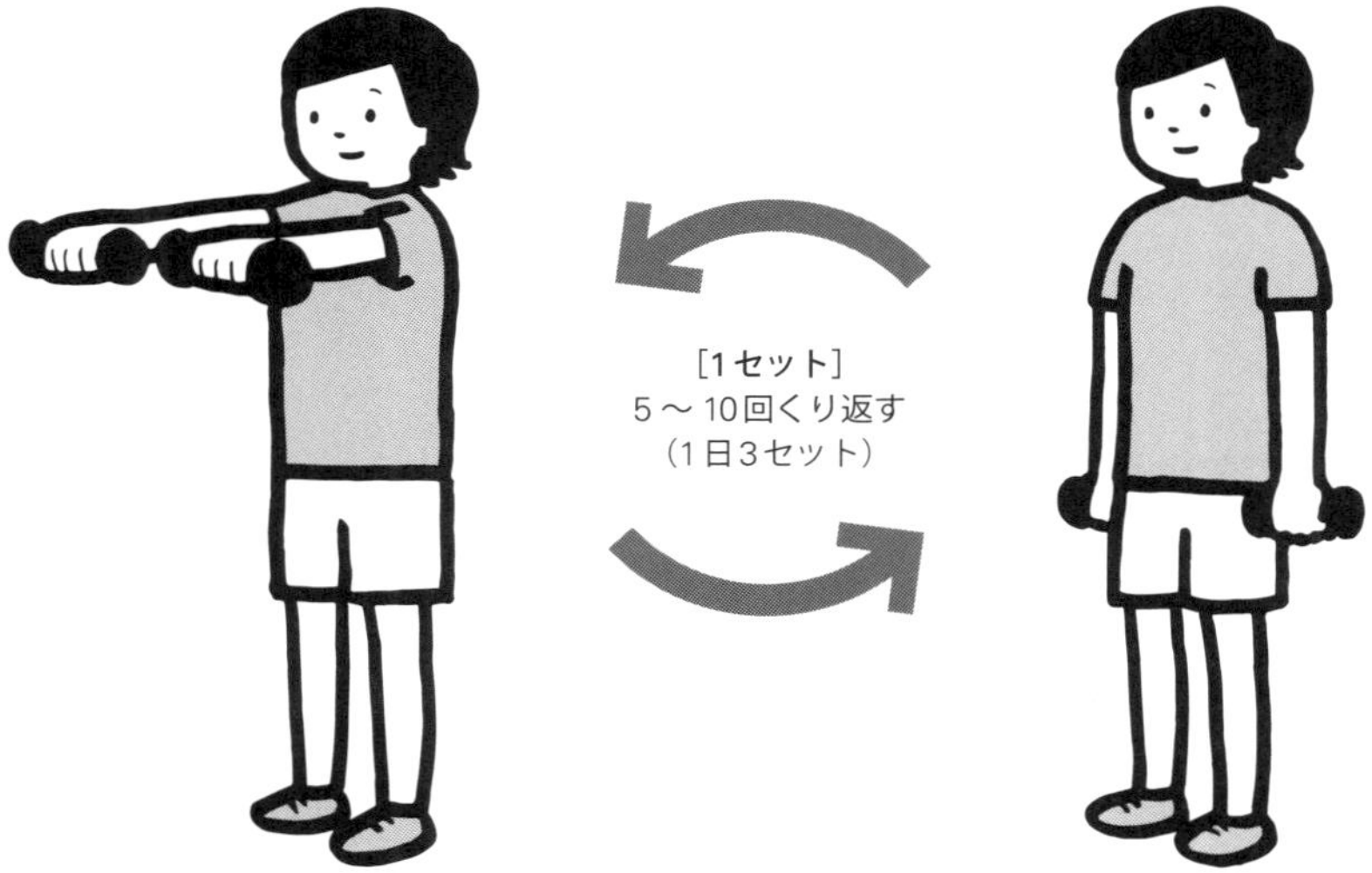

## C 6 肩を鍛える両腕の側方上げ

おもに三角筋《さんかくきん》を鍛えます

①肘かけのない椅子に座るか、立っておこないます。
②肩幅に開いた両足を、しっかり床につけます。
③両手でそれぞれおもりを持ち、手のひらが横に向くようにして両手を下ろして、息を吸います。
④息を吐きながら３～５秒かけて両腕を横に上げ、肩の高さまで持っていきます。
⑤肩の高さの位置で１秒静止します。
⑥息を吸いながら両腕を３～５秒かけて元の位置まで下ろします。
⑦５～10回くり返します。これが１セットです。
⑧慣れてきたらだんだんおもりを重くしておこないます。また、両手動作がつらい場合は片手でおこなってください。
⑨可能なら１日３セットおこないます。

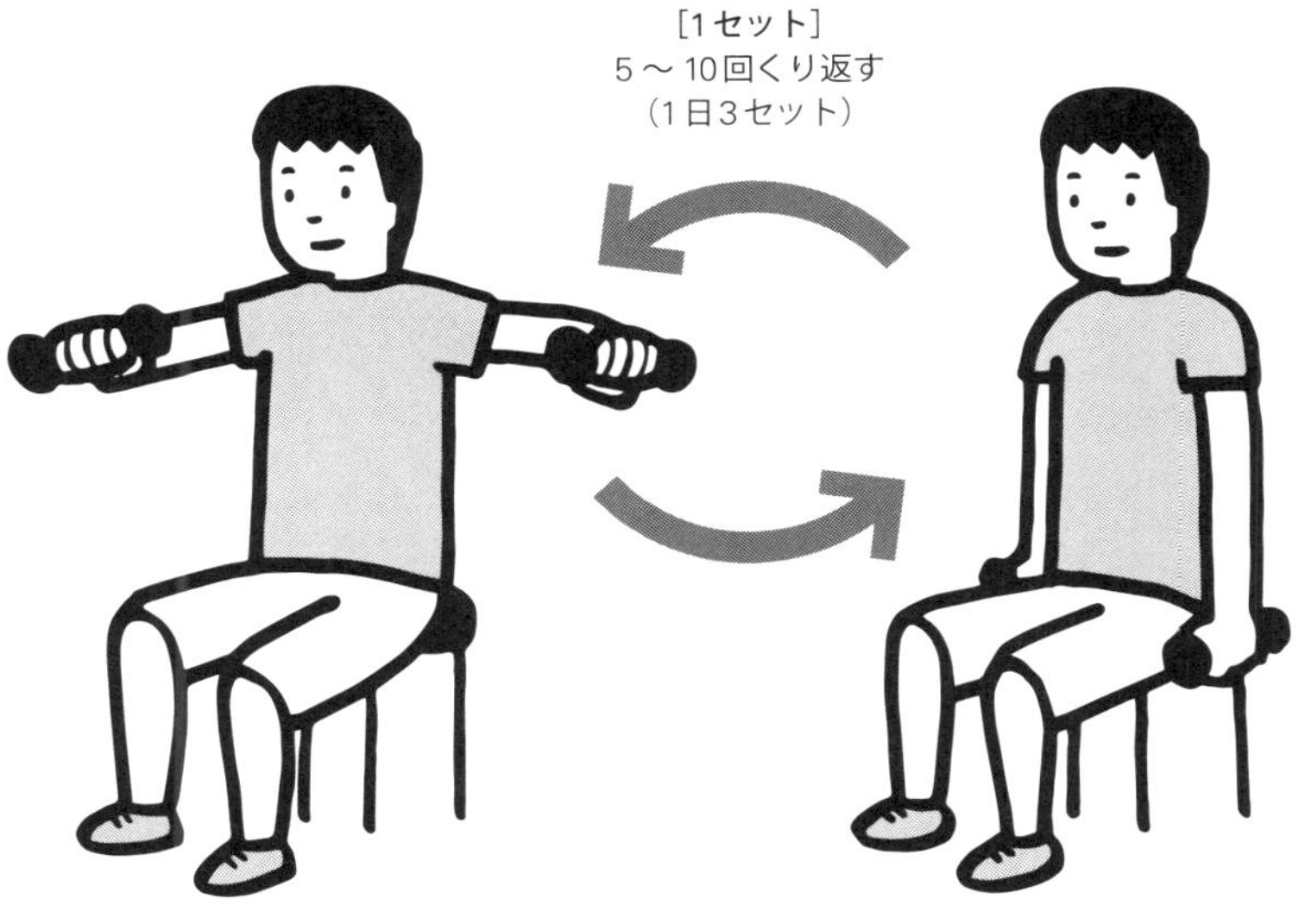

# C/7 アームカール

おもに上腕二頭筋《じょうわんにとうきん》を鍛えます。

アームカールは水を入れたペットボトルや、ダンベルを使っておこないます。

①片手におもりを持ち、逆の手を使ってしっかりと肘の位置を固定し、肘の位置は最初から最後までかえないように気をつけてください。

②腕の表側の筋肉を意識し、終始力を抜かないように、息を吐きながら3〜5秒かけて腕を曲げ、息を吸いながら3〜5秒かけて戻します。5〜10回程度反復したら、腕をかえておこないましょう。これが1セットです。

③可能なら1日3セットおこないます。

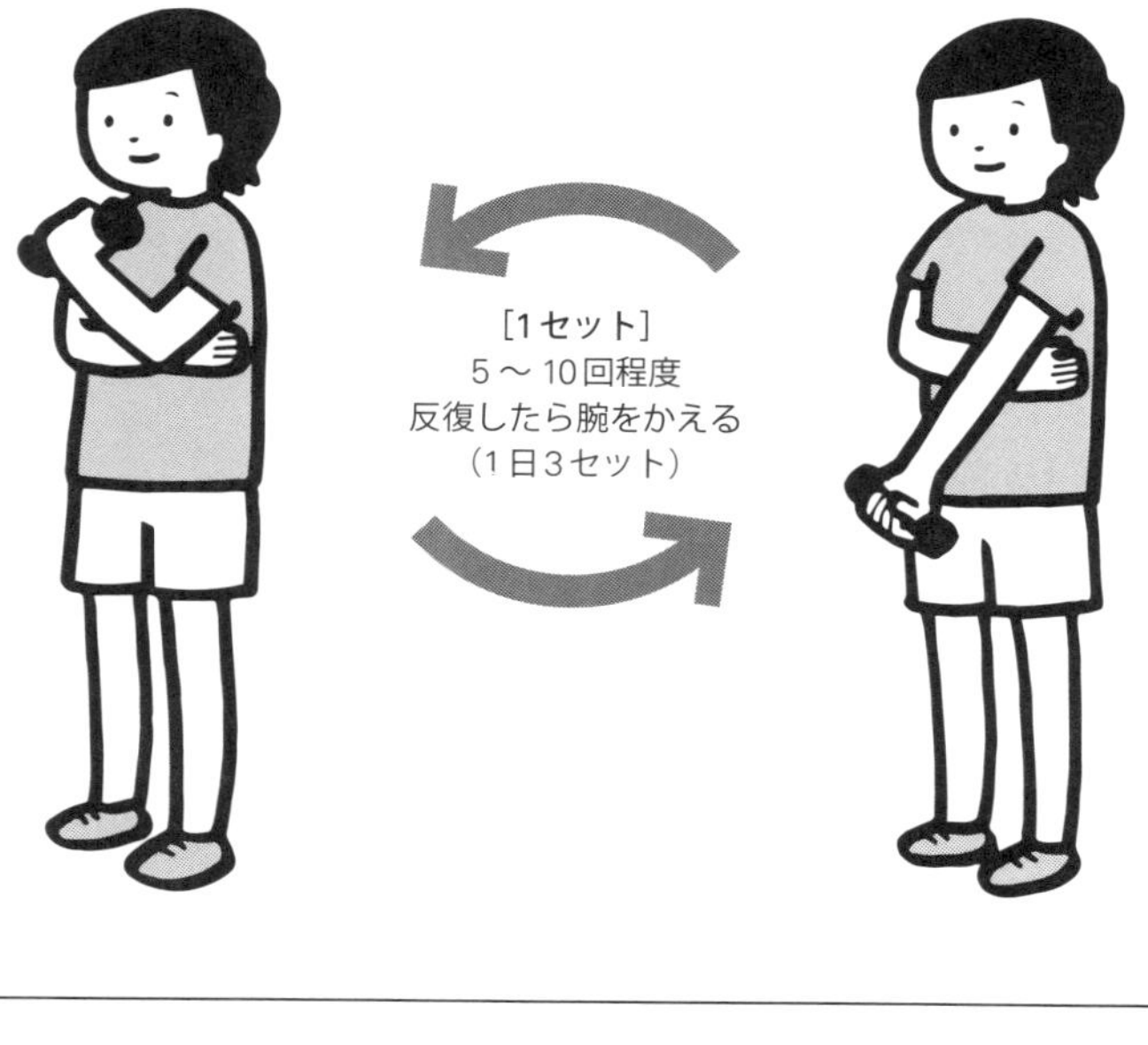

## C/8 アームカール（上級レベル）

前腕（肘から下）を強くします。

①立って両足を肩幅に開きます。

②両手でそれぞれおもりを持ち、手のひらが前に向くようにして両手を下ろして、息を吸います。

③息を吐きながら3〜5秒かけて肘を支点に両腕を曲げ、おもりを胸のほうまで持っていきます。肘は身体の横につけたままにしましょう。

④さらにおもりを肩の高さまで上げ、1秒静止します。

⑤息を吸いながら両腕を3〜5秒かけて元の位置まで下ろします。

⑥5〜10回くり返します。これが1セットです。

⑦慣れてきたらだんだんおもりを重くしておこないます。また、両手動作がつらい場合は片手でおこなってください。

⑧可能なら1日3セットおこないます。

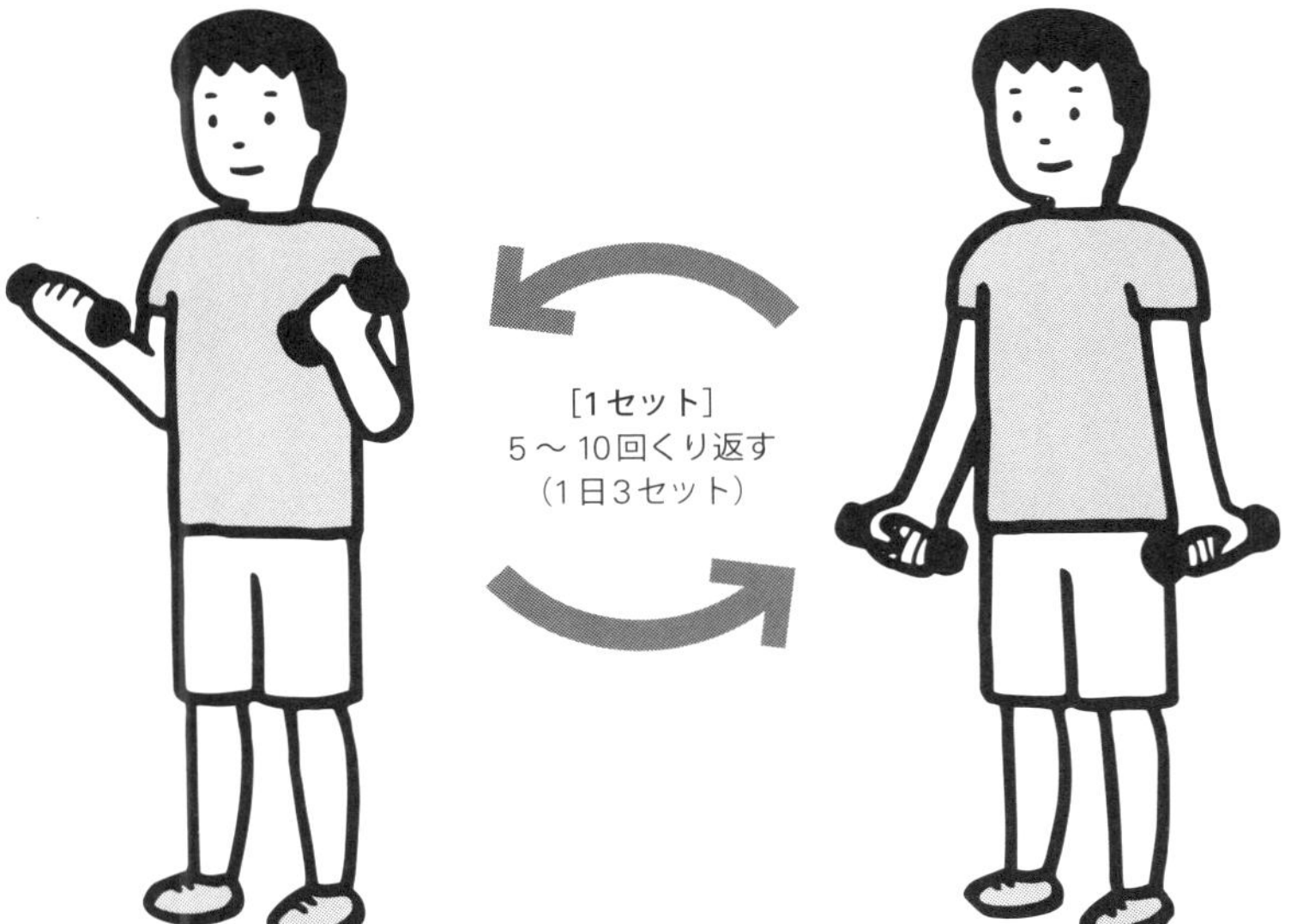

## C/9 上腕を鍛える肘のばし

肩の動きに制限がある場合は無理しないでください。

①肘かけのない椅子に座るか、立っておこないます。
②肩幅に開いた両足を、しっかり床につけます。
③片手におもりを持ち、手のひらを内側に向け、その腕を天井に向けて上げます。
④上げた側の肘の下の部分を反対側の手で持ち、ゆっくり息を吸いましょう。
⑤息を吐きながら、上げた側の肘を3～5秒かけて曲げて、おもりを肩のところに近づけます。
⑥その位置で1秒静止します。
⑦息を吸いながら両腕を3～5秒かけて元の位置まで下ろします。
⑧5～10回くり返します。
⑨反対の腕でも同様のことを5～10回くり返します。これが1セットです。
⑩可能なら1日3セットおこないます。

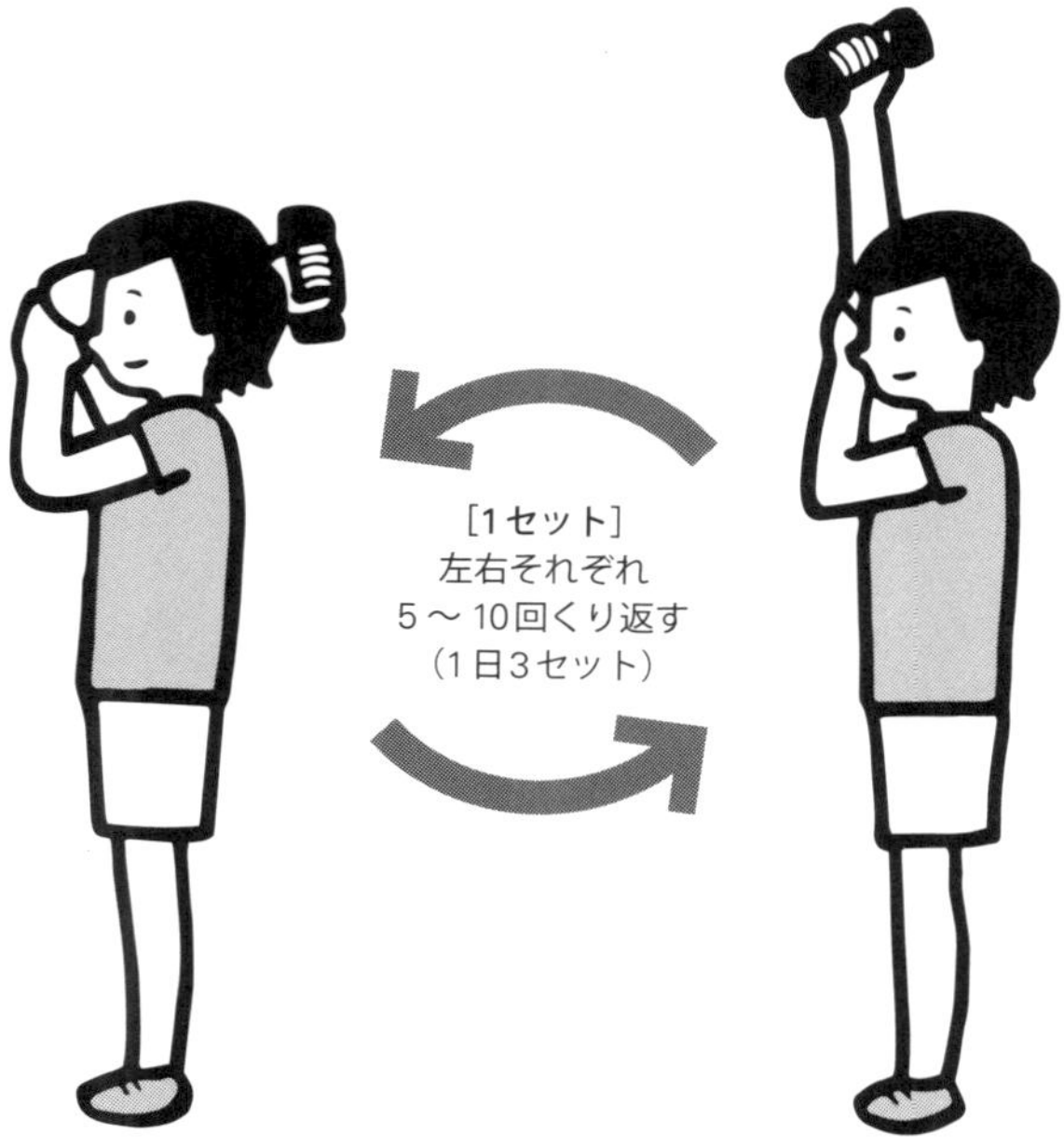
［1セット］
左右それぞれ
5～10回くり返す
（1日3セット）

## C 10 腕全体を鍛える椅子押し

肩に障害がある人のための肘のばし。万一両腕で身体を持ち上げられなくても腕の筋力を強化します。

①肘かけのある頑丈な椅子に座り、肩幅に開いた両足をしっかり床につけます。
②少し前に寄りかかり、背中と肩をまっすぐにのばします。
③両手で肘かけをつかみ、ゆっくり息を吸います。
④息を吐きながら、身体が椅子から離れるように３～５秒かけて両腕をのばします。
⑤その位置で１秒静止します。
⑥息を吸いながら３～５秒かけて元の位置まで戻します。
⑦５～10回くり返します。これが１セットです。
⑧可能なら１日３セットおこないます。

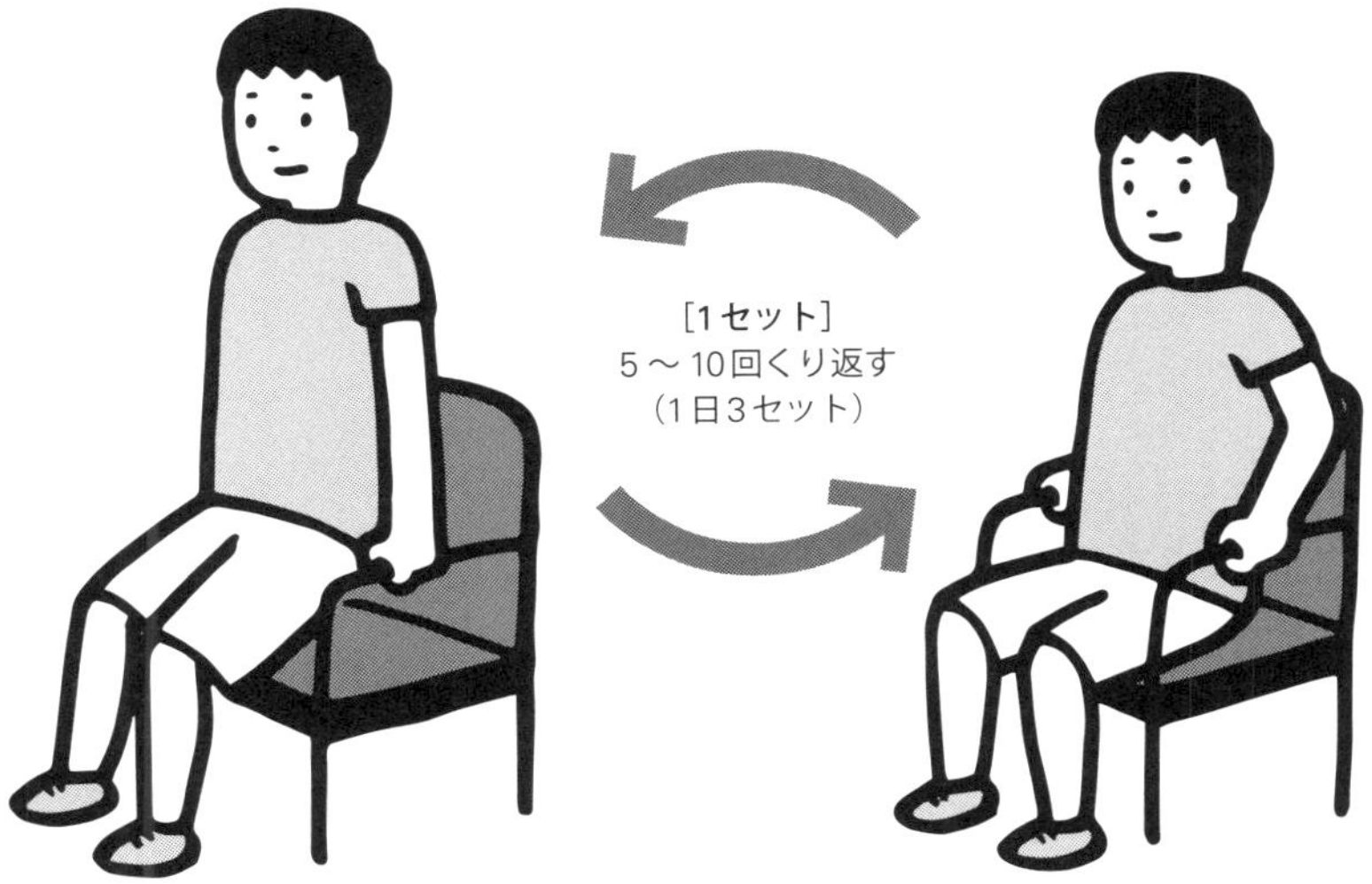

## C 11 背筋を鍛える アームレッグクロスレイズ

①両手両足をのばし、腹ばいになります。
②息を吐きながら、3～5秒かけて左手と右足をゆっくり上げます。
③その状態で1秒静止します。
④息を吸いながら、3～5秒かけて左手と右足をゆっくり下ろします。
⑤次に、息を吐きながら、3～5秒かけて右手と左足をゆっくり上げます。
⑥その状態で1秒静止します。
⑦息を吸いながら、3～5秒かけて右手と左足をゆっくり下ろします。
⑧5～10回くり返します。これが1セットです。
⑨可能なら1日3セットおこないます。

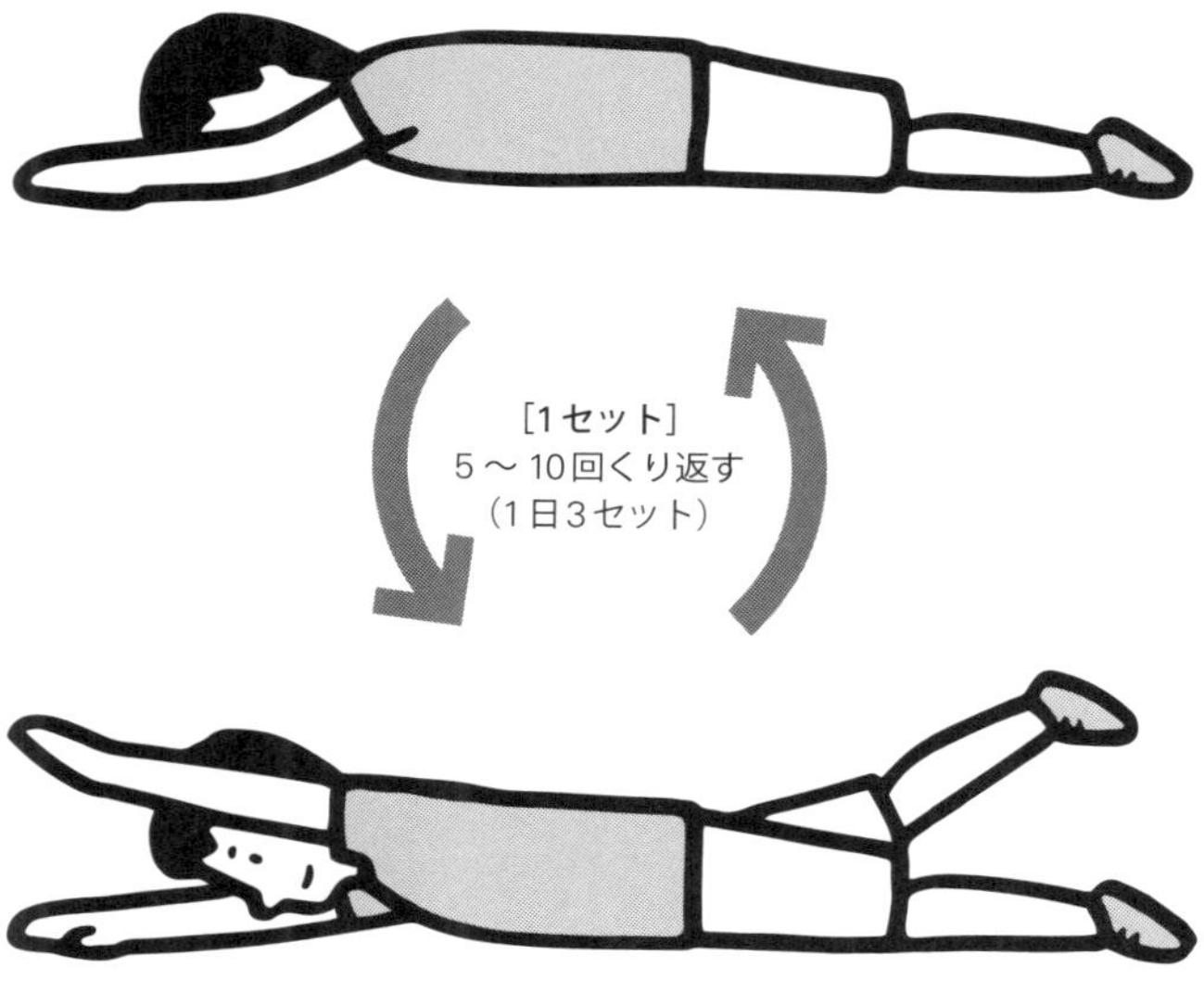

## C 12 背筋を鍛える アームレッグクロスレイズ（上級レベル）

①右手と左膝を床につけ、左手と右足は浮かせます。
②息を吐きながら、３～５秒かけて左手と右足をゆっくり上げます。
③その状態で１秒静止します。
④息を吸いながら、３～５秒かけて左手と右足をゆっくり下ろします。
⑤次に、息を吐きながら、３～５秒かけて右手と左足をゆっくり上げます。
⑥その状態で１秒静止します。
⑦息を吸いながら、３～５秒かけて右手と左足をゆっくり下ろします。
⑧５～10回くり返します。これが１セットです。
⑨可能なら１日３セットおこないます。

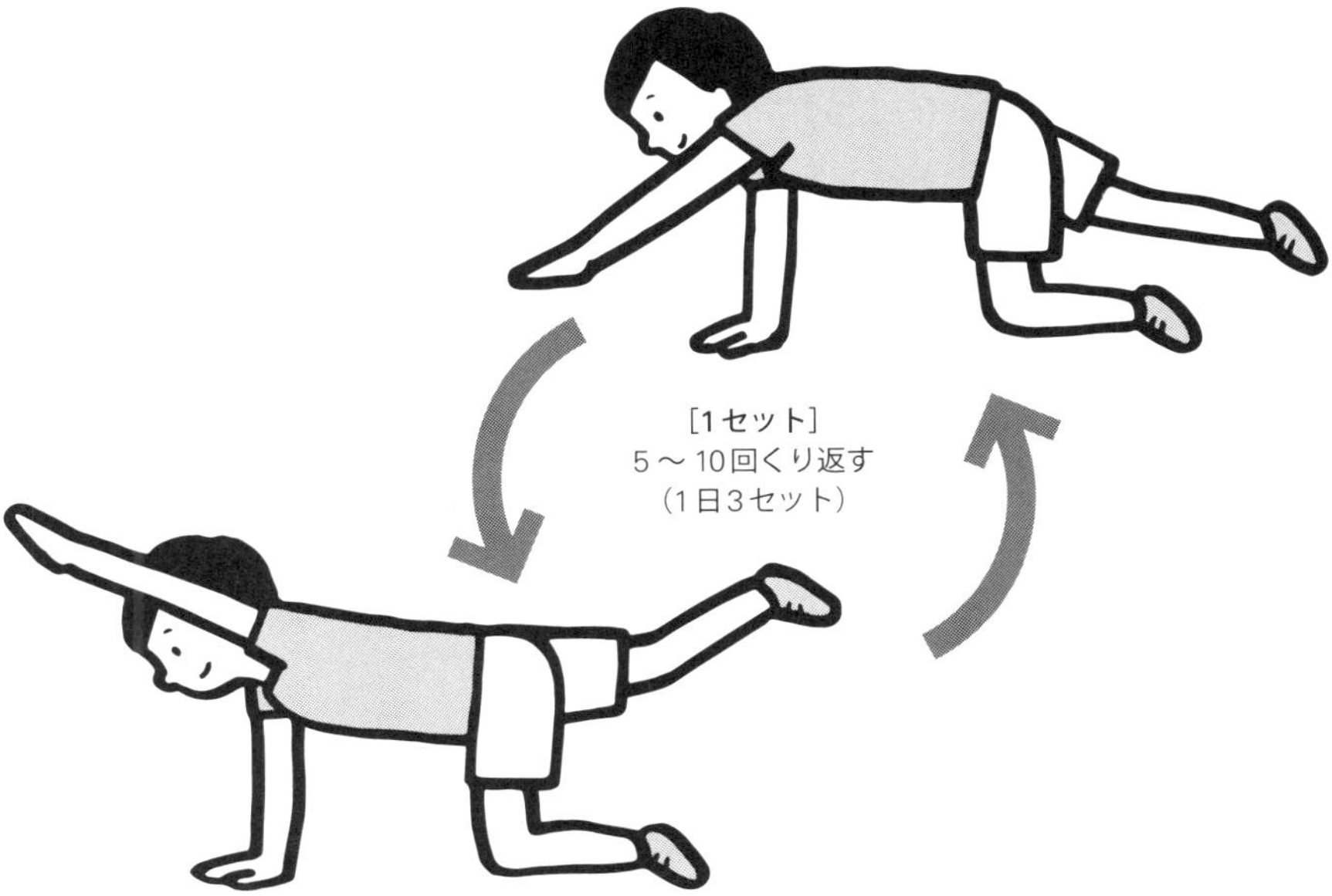

## C 13 腹筋を鍛えるレッグレイズ

①あおむけになって、両足をそろえて床につけます。

②息を吐きながら、3〜5秒かけて両膝をゆっくり胸に引きつけます。膝はおしりが少し浮くくらいまで引きつけます。

③その状態で1秒静止します。

④息を吸いながら、3〜5秒かけて両膝をゆっくりのばします。

⑤5〜10回くり返します。これが1セットです。

⑥可能なら1日3セットおこないます。

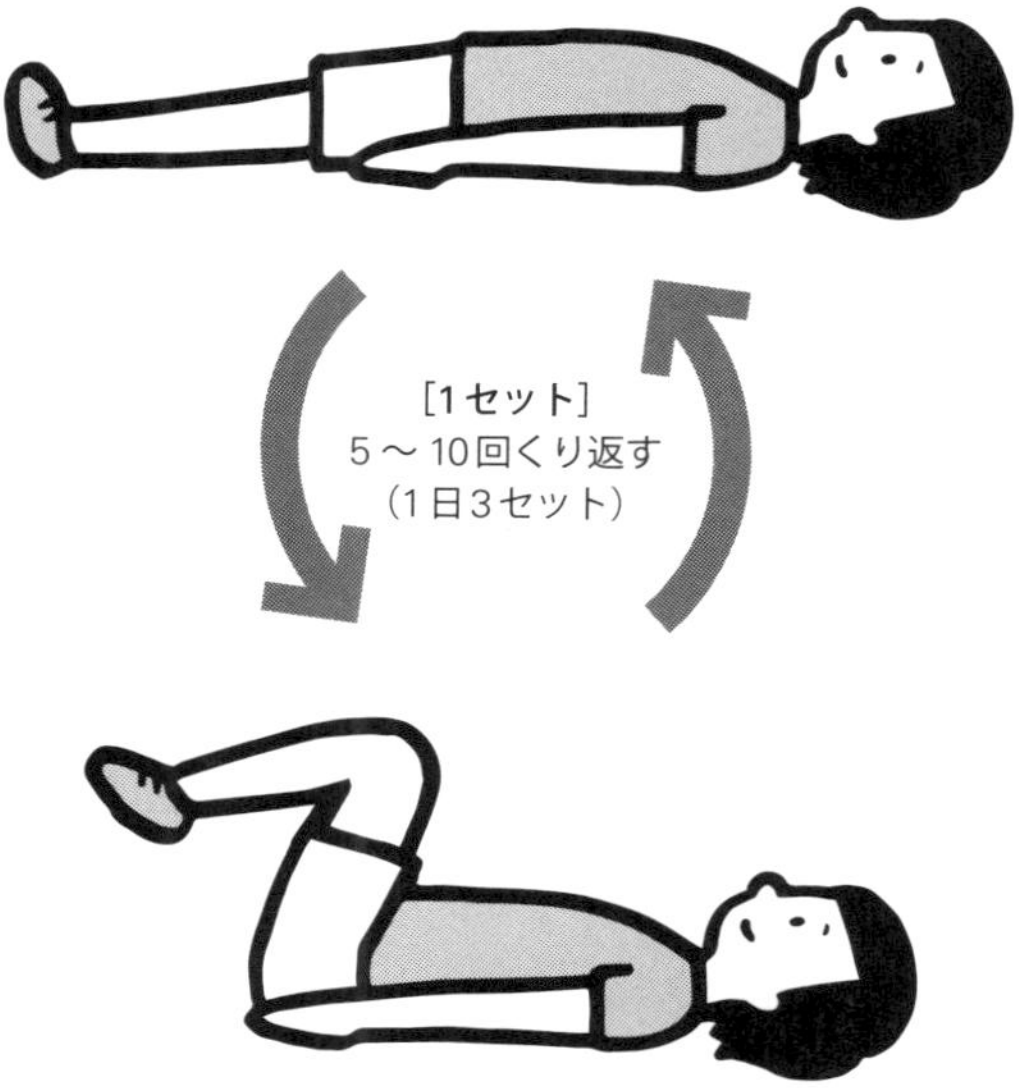

## C 14 腹筋を鍛えるレッグレイズ（上級レベル）

①あおむけになって、両足をそろえて床から浮かせます。
②息を吐きながら、3～5秒かけて両膝をゆっくり胸に引きつけます。
③その状態で1秒静止します。
④息を吸いながら、3～5秒かけて両膝をゆっくりのばします。足は床から浮かせたままです。
⑤5～10回くり返します。これが1セットです。
⑥可能なら1日3セットおこないます。

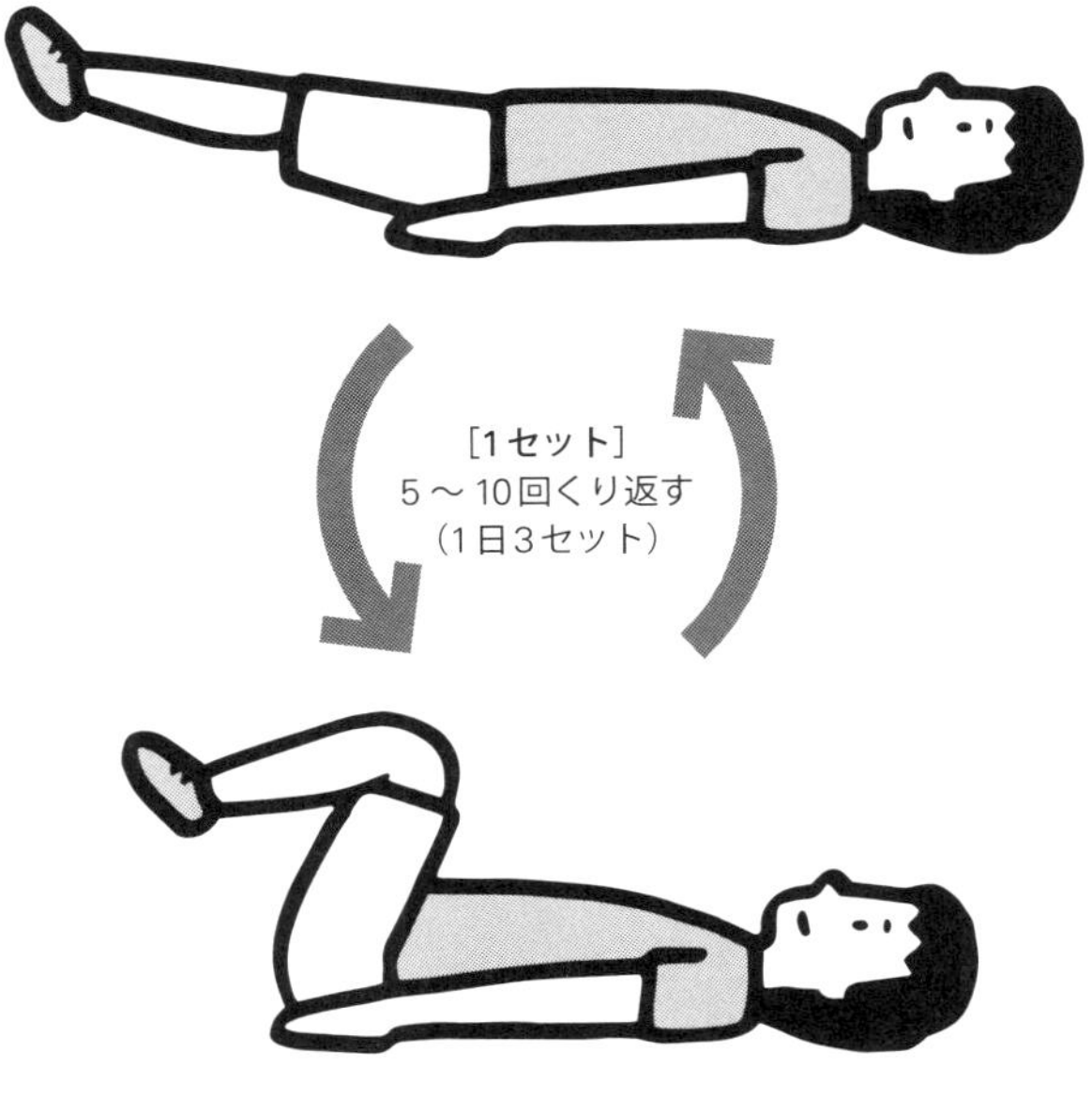

## C 15 腹筋を鍛えるニーツーチェスト

①両肘は少しゆるめて上半身をささえ、左足を浮かせます。
②息を吐きながら、3〜5秒かけて左膝をゆっくり胸に引きつけます。
③その状態で1秒静止します。
④息を吸いながら、3〜5秒かけて左膝をゆっくりのばします。
⑤次に、息を吐きながら、3〜5秒かけて右膝をゆっくり胸に引きつけます。
⑥その状態で1秒静止します。
⑦息を吸いながら、3〜5秒かけて右膝をゆっくりのばします。
⑧5〜10回くり返します。これが1セットです。
⑨可能なら1日3セットおこないます。

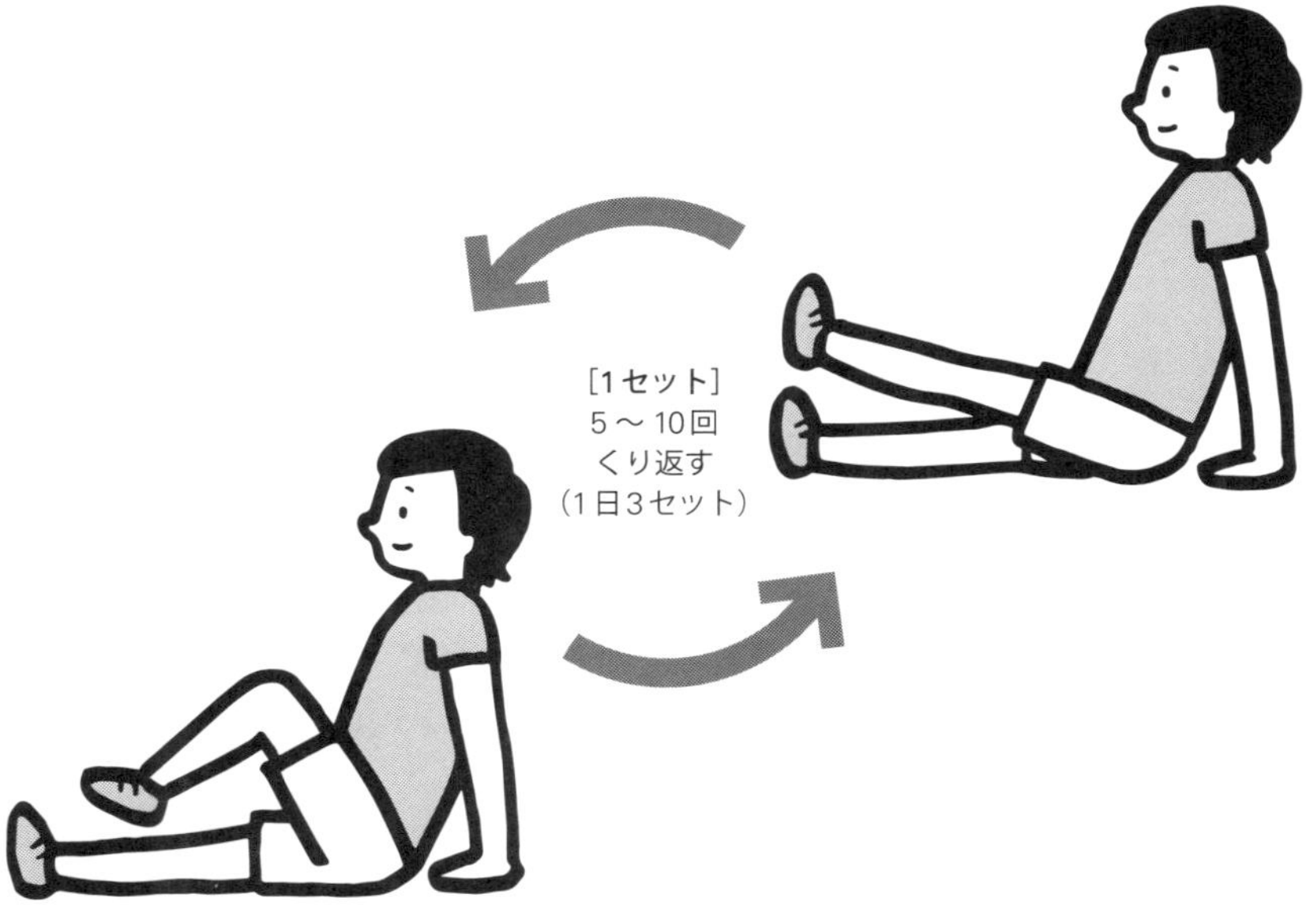

## C 16 腹筋を鍛えるニーツーチェスト（上級レベル）

①両肘は少しゆるめて上半身をささえ、両足を浮かせます。
②息を吐きながら、３〜５秒かけて両膝をゆっくり胸に引きつけます。
③その状態で１秒静止します。
④息を吸いながら、３〜５秒かけて両膝をゆっくりのばします。足は床から浮かせたままです。
⑤５〜10回くり返します。これが１セットです。
⑥可能なら１日３セットおこないます。



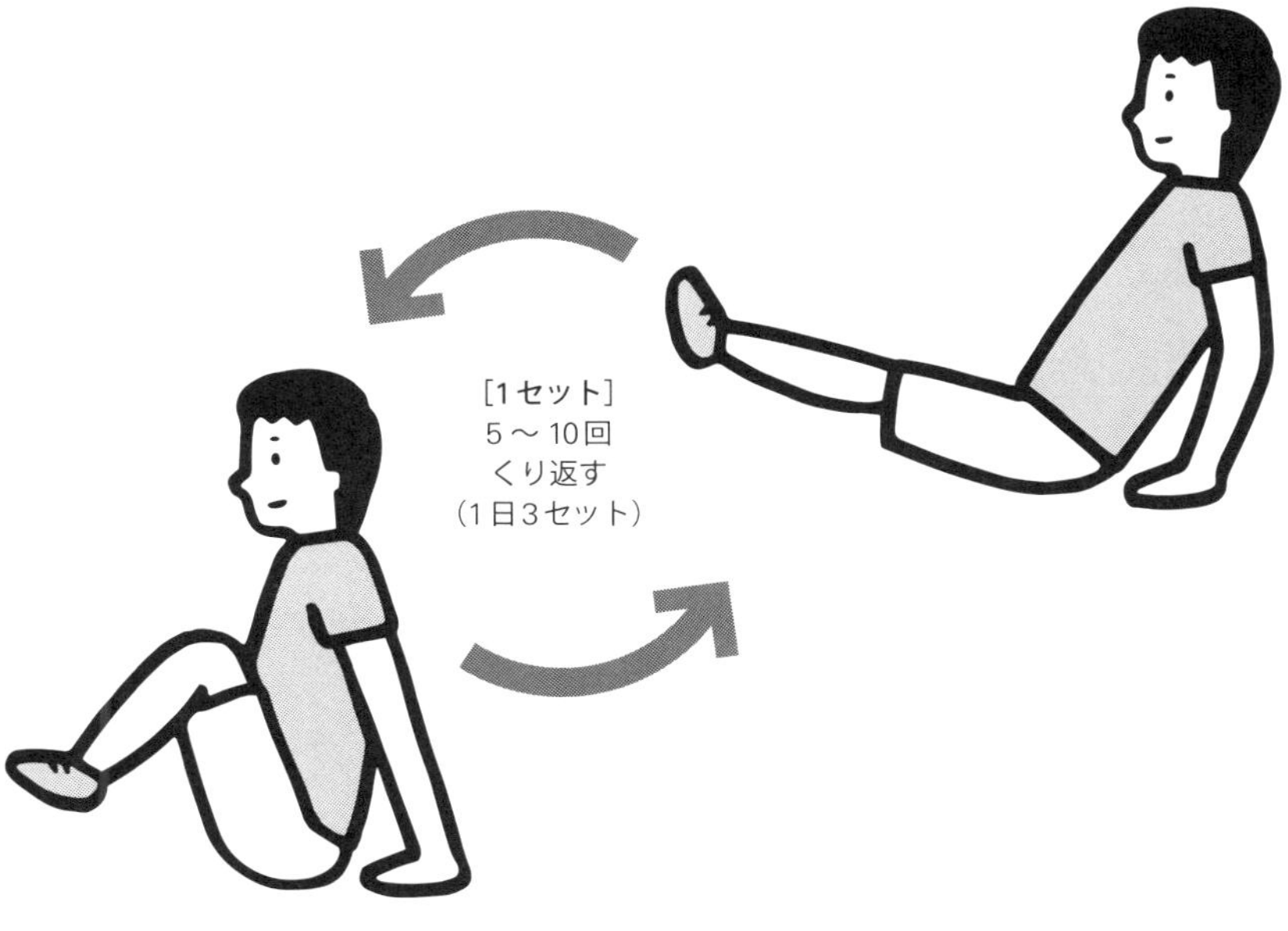

## C 17 おしりを鍛えるヒップリフト

①あおむけになって、両足をそろえて膝を立てます。

②息を吐きながら、3～5秒かけておしりを持ちあげます。

③その状態で5～10秒静止します。

④息を吸いながら、3～5秒かけておしりを戻します。

⑤5～10回くり返します。これが1セットです。

⑥可能なら1日3セットおこないます。

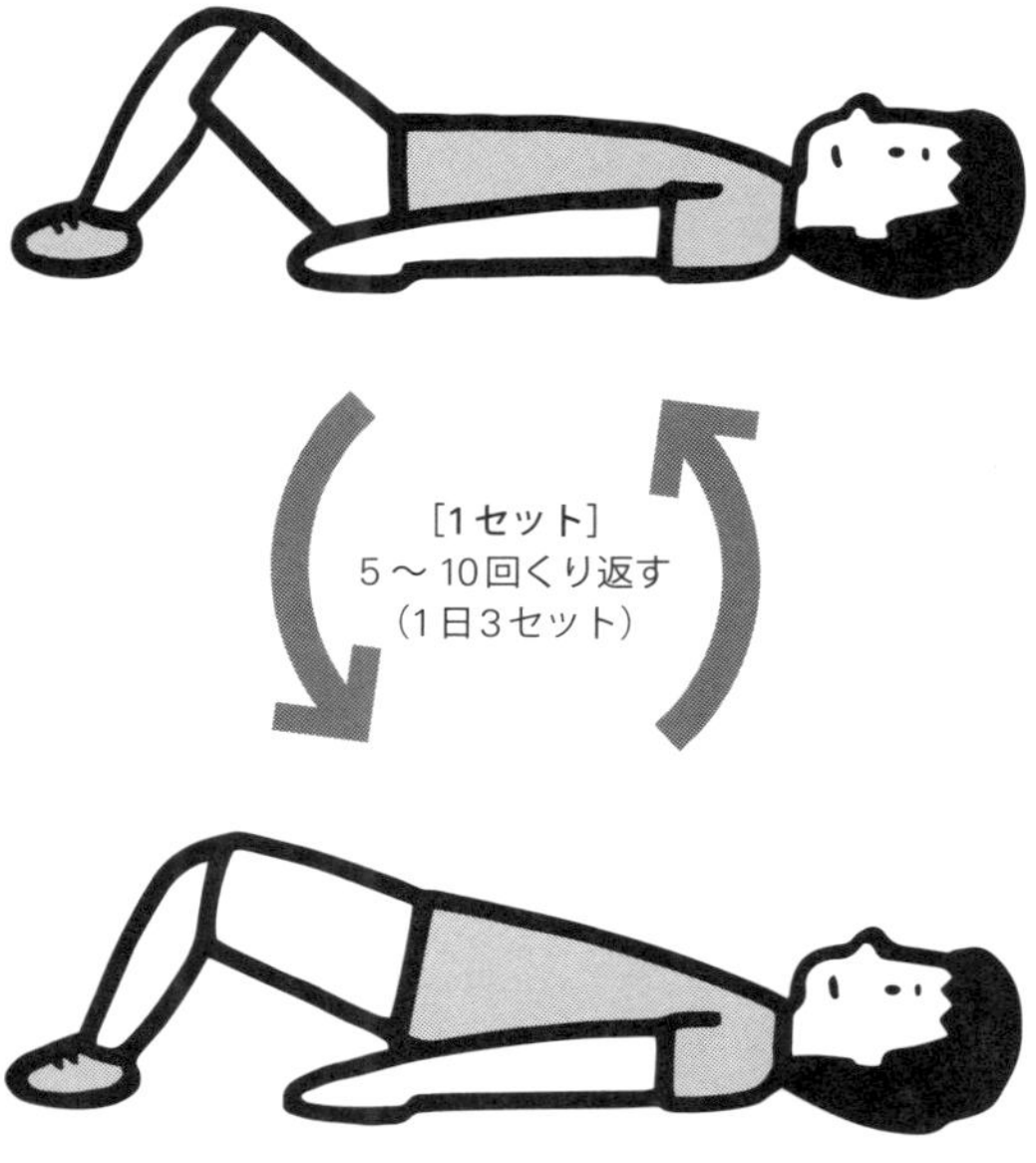

## C 18 おしりを鍛えるヒップリフト（上級レベル）

①あおむけになり、足を組んで膝を立てます。
②息を吐きながら、3～5秒かけておしりを持ちあげます。
③その状態で5～10秒静止します。
④息を吸いながら、3～5秒かけておしりを戻します。
⑤5～10回くり返します。これが1セットです。
⑥可能なら1日3セットおこないます。

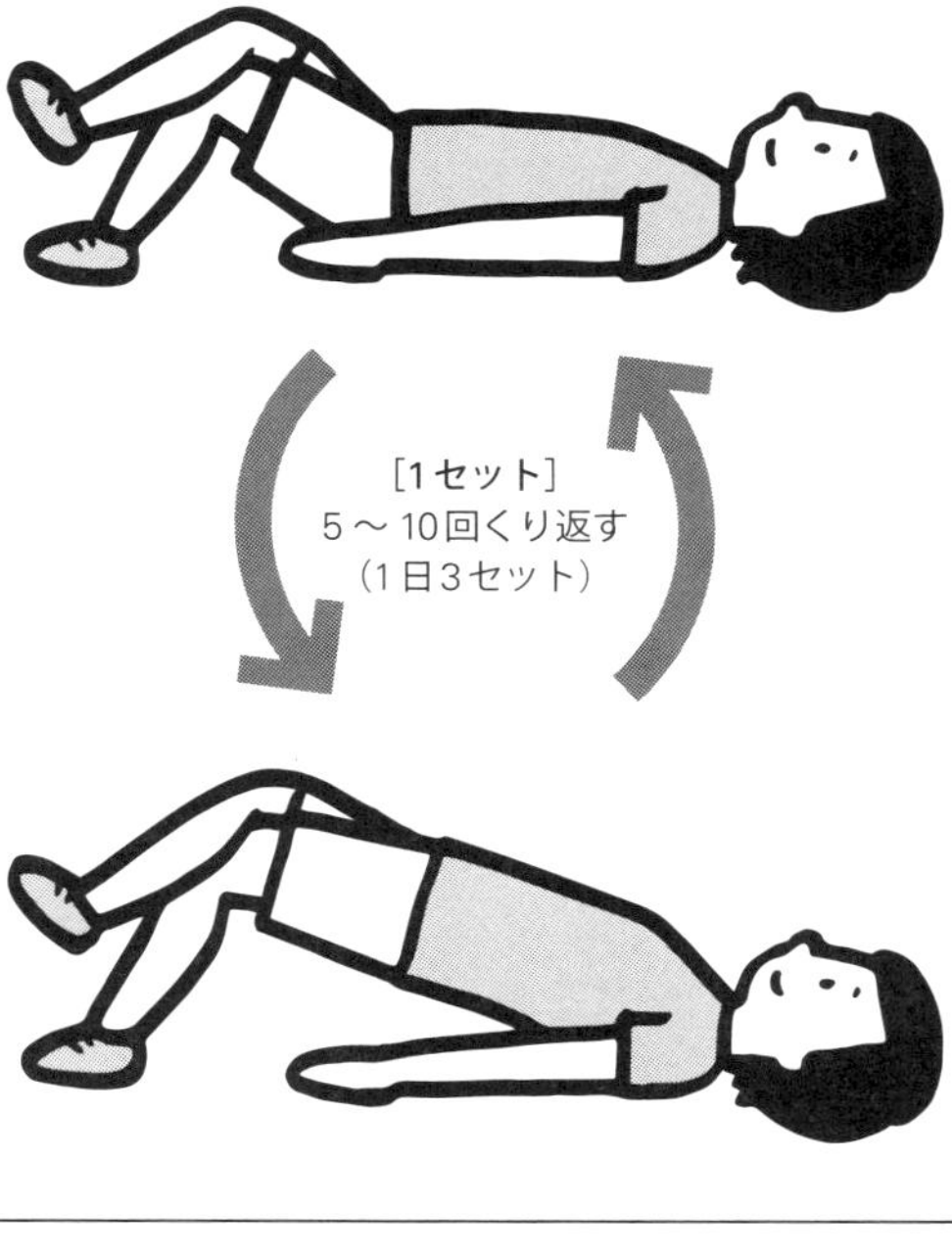

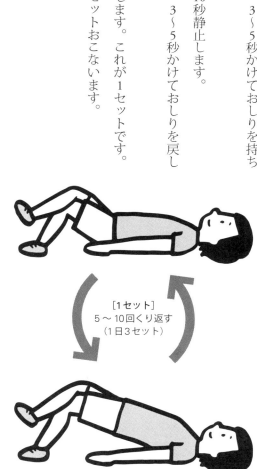

## C 19 おしりを鍛えるバックキック

①壁に右手をつき、姿勢を正して立ち、胸をはります。
②息を吐きながら、3〜5秒かけて左太ももをゆっくり上げます。
③息を吸いながら、3〜5秒かけて後ろに蹴《け》るように太ももを戻します。
④次に、足をかえておこないます。
⑤これを5〜10回くり返します。これが1セットです。
⑥可能なら1日3セットおこないます。

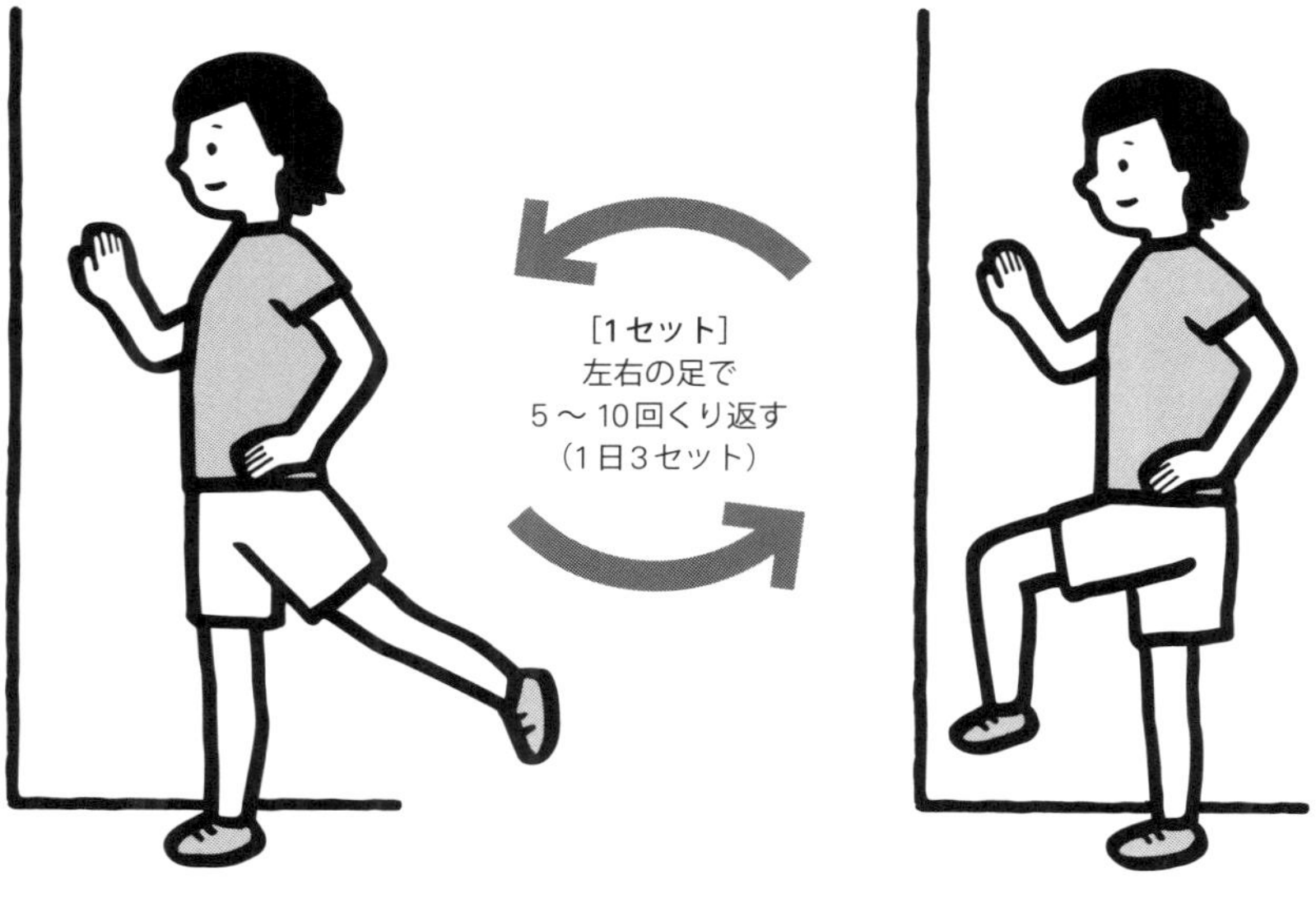
［1セット］
左右の足で
5〜10回くり返す
（1日3セット）

## C 20 おしりを鍛えるバックキック（上級レベル）

①両手両膝をつき、背すじをのばします。目は床を見るように。
②息を吐きながら、３～５秒かけて左足を上げます。
③息を吸いながら、３～５秒かけて足を下ろします。
④次に、足をかえておこないます。
⑤これを５～10回くり返します。これが１セットです。
⑥可能なら１日３セットおこないます。

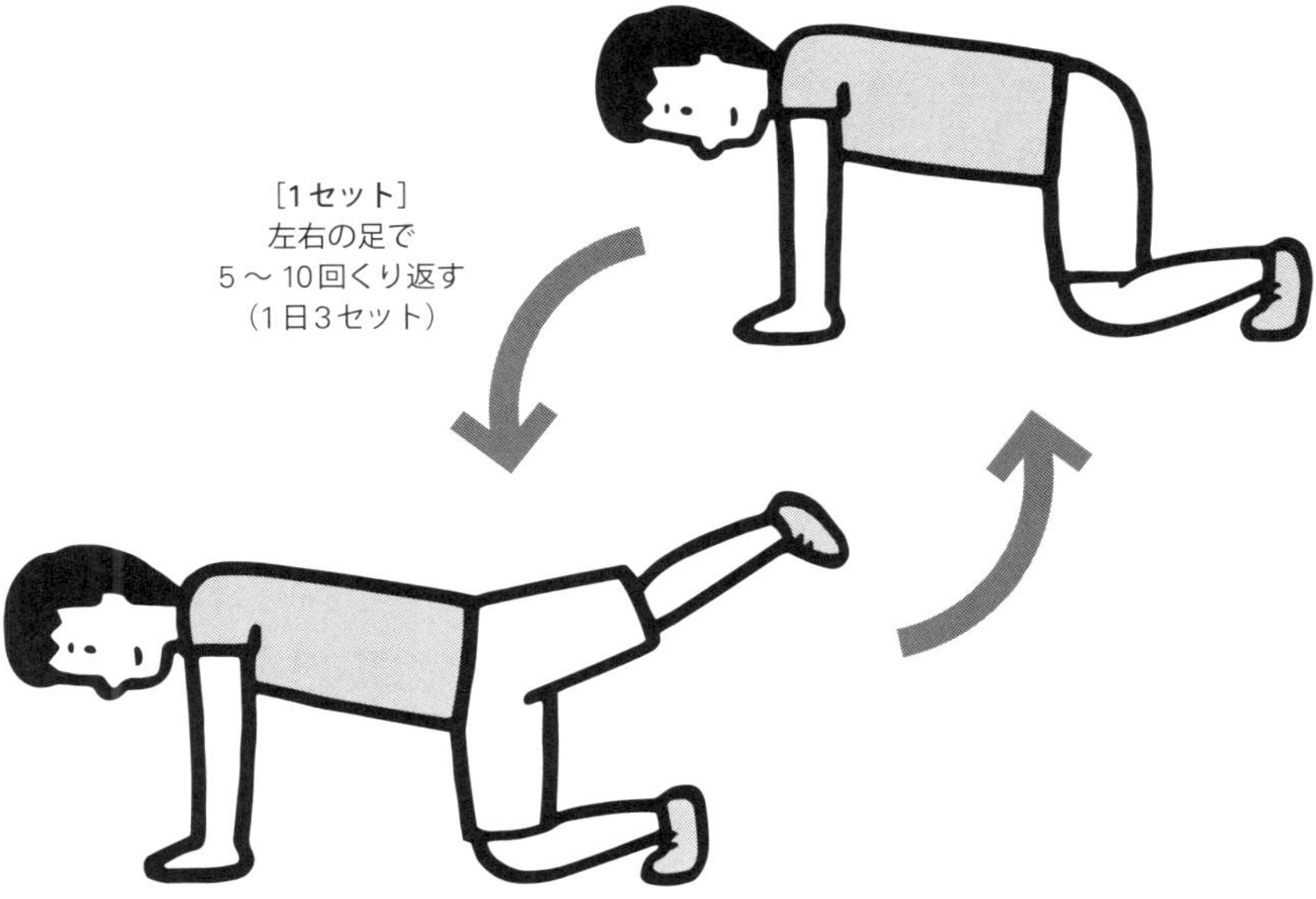
［1セット］
左右の足で
5 ～ 10回くり返す
（1日3セット）

# C 21 太ももを鍛えるスクワット

①肩幅より少し広く足を開き、つま先は少し外側に向けます。頑丈な椅子の背もたれに両手をそえて、背すじをのばします。

②息を吸いながら、3～5秒かけて膝をゆっくり曲げます。このとき膝がつま先より前に出ないようにします。

③息を吐きながら、3～5秒かけて膝をゆっくりのばします。

④これを5～10回くり返します。これが1セットです。

⑤可能なら1日3セットおこないます。

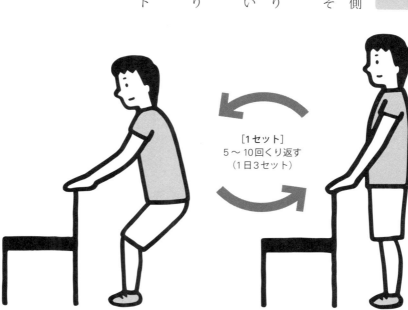

## C 22 太ももを鍛えるスクワット（上級レベル）

①肩幅より少し広く足を開き、つま先は少し外側に向けます。両手を頭の後ろで組み、背すじをのばします。

②息を吸いながら、3〜5秒かけて膝をゆっくり曲げます。このとき膝がつま先より前に出ないようにします。

③息を吐きながら、3〜5秒かけて膝をゆっくりのばします。

④これを5〜10回くり返します。これが1セットです。

⑤可能なら1日3セットおこないます。

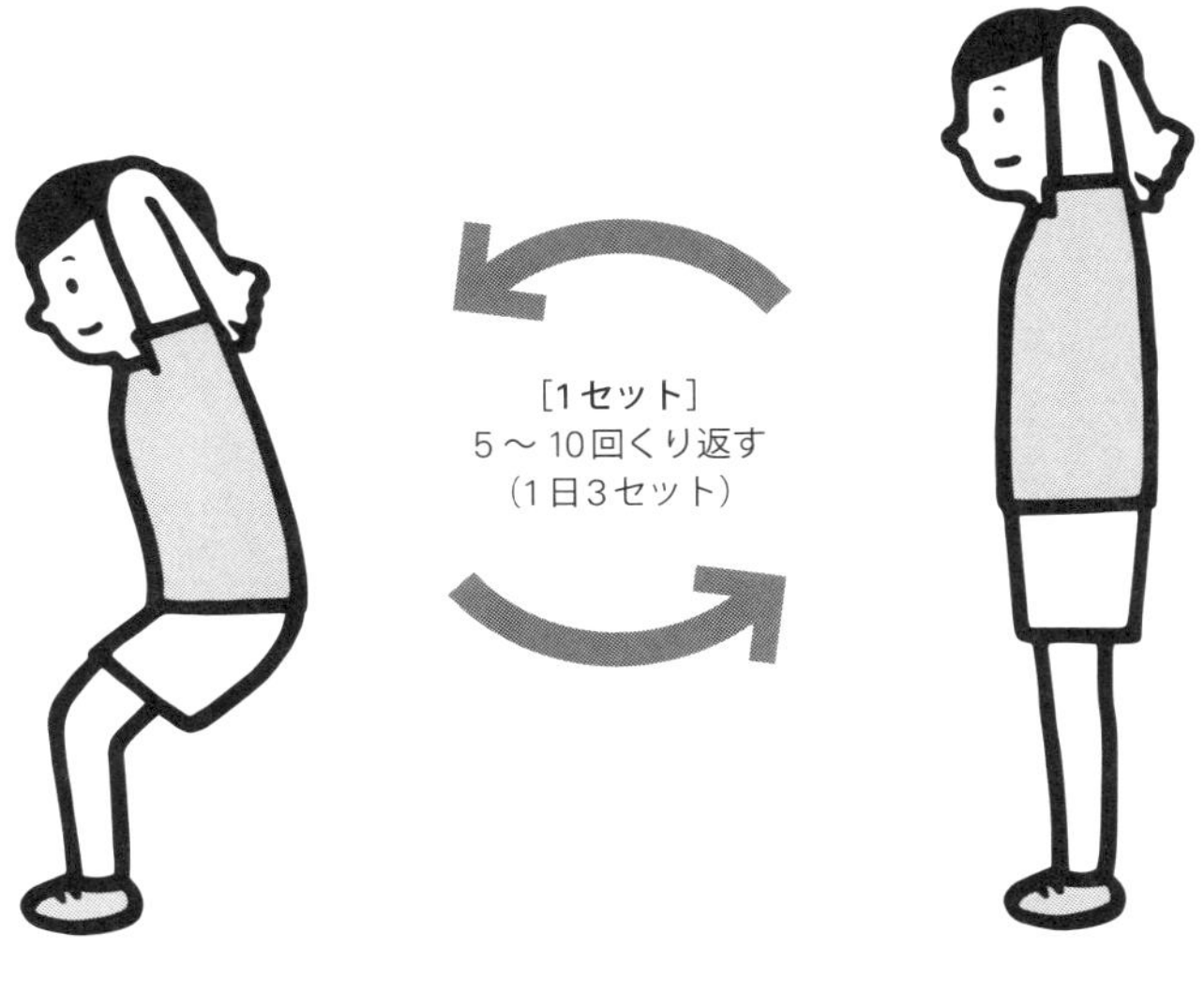

# C 23 太ももを鍛える足振りランジ

①手を腰にあて、膝を少し曲げて立ちます。
②左足を3～5秒かけて前に振りだします。
③息を吐きながら、左足を前に開いて踏みこみ、腰を落とします。
④息を吸いながら、前に出した左足を後ろに戻し、息を吐きながら、腰を落とします。
⑤①の姿勢に戻り、次に、足をかえておこないます。
⑥これを5～10回くり返します。これが1セットです。
⑦可能なら1日3セットおこないます。

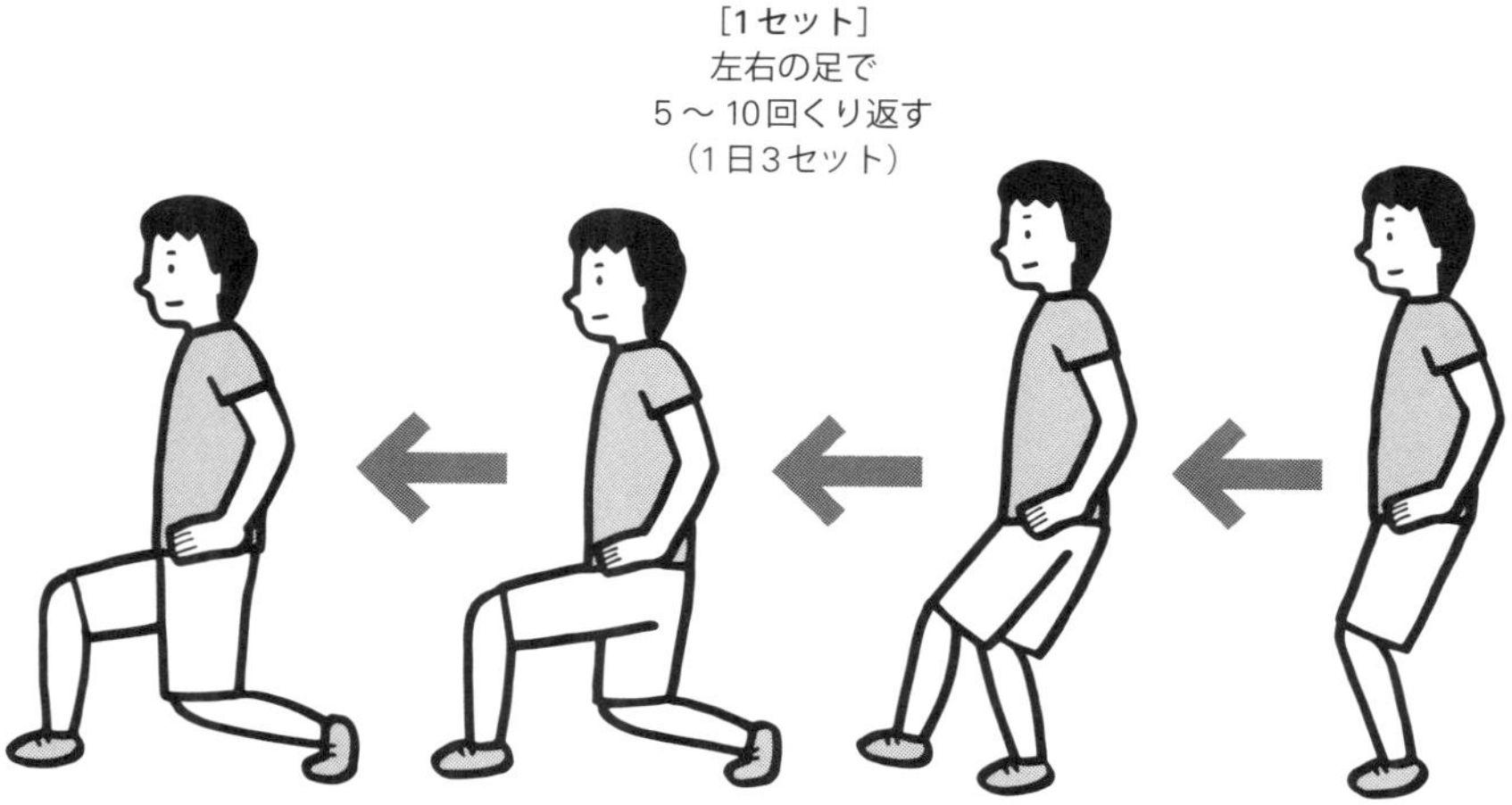
［1セット］
左右の足で
5～10回くり返す
（1日3セット）

## C 24 太ももを鍛える足振りランジ（上級レベル）

①手を腰にあて、膝を少し曲げて立ちます。

②左足を3～5秒かけて前に振りだします。

③息を吐きながら、左足を大きく前に開いて踏みこみ、腰を落とします。その際、右足の膝裏をのばします。

④息を吸いながら、前に出した左足を後ろに戻し、息を吐きながら、腰を落とします。

⑤①の姿勢に戻り、次に、足をかえておこないます。

⑥これを5～10回くり返します。これが1セットです。

⑦可能なら1日3セットおこないます。

［1セット］
左右の足で
5～10回くり返す
（1日3セット）

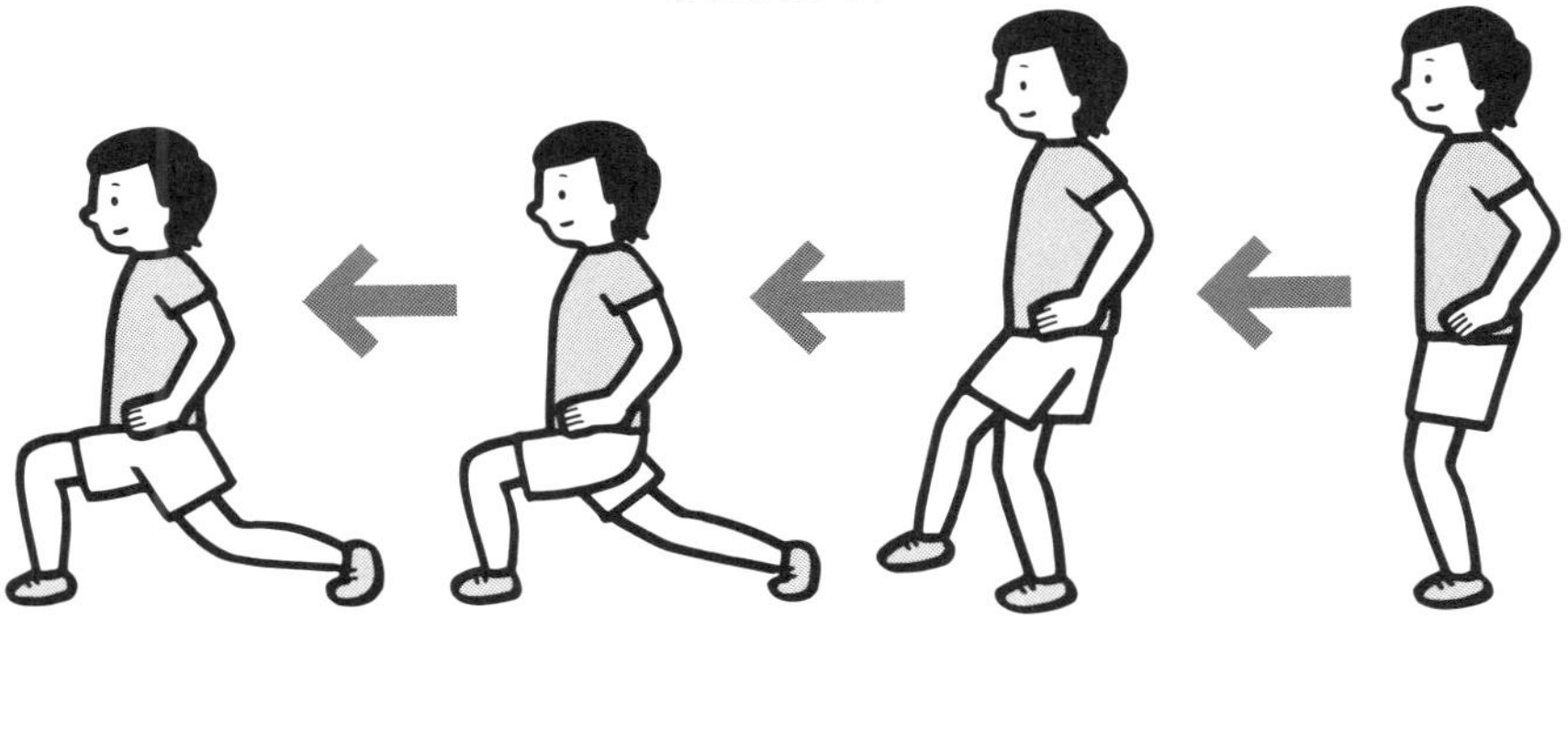

## C 25 ふくらはぎと足首を鍛えるつま先立ち

下《か》腿《たい》三《さん》頭《とう》筋《きん》を鍛えます。バランス強化にもなります。

①頑丈な椅子の後方に立って、背もたれをつかみます。肩幅に開いた両足を床につけてバランスをとります。ゆっくり呼吸してください。

②息を吐きながら、3〜5秒かけてなるべく高くつま先立ちをおこないましょう。

③その位置で1秒静止します。

④息を吸いながら3〜5秒かけて元の位置まで戻します。

⑤5〜10回くり返します。これが1セットです。

⑥可能なら1日3セットおこないます。

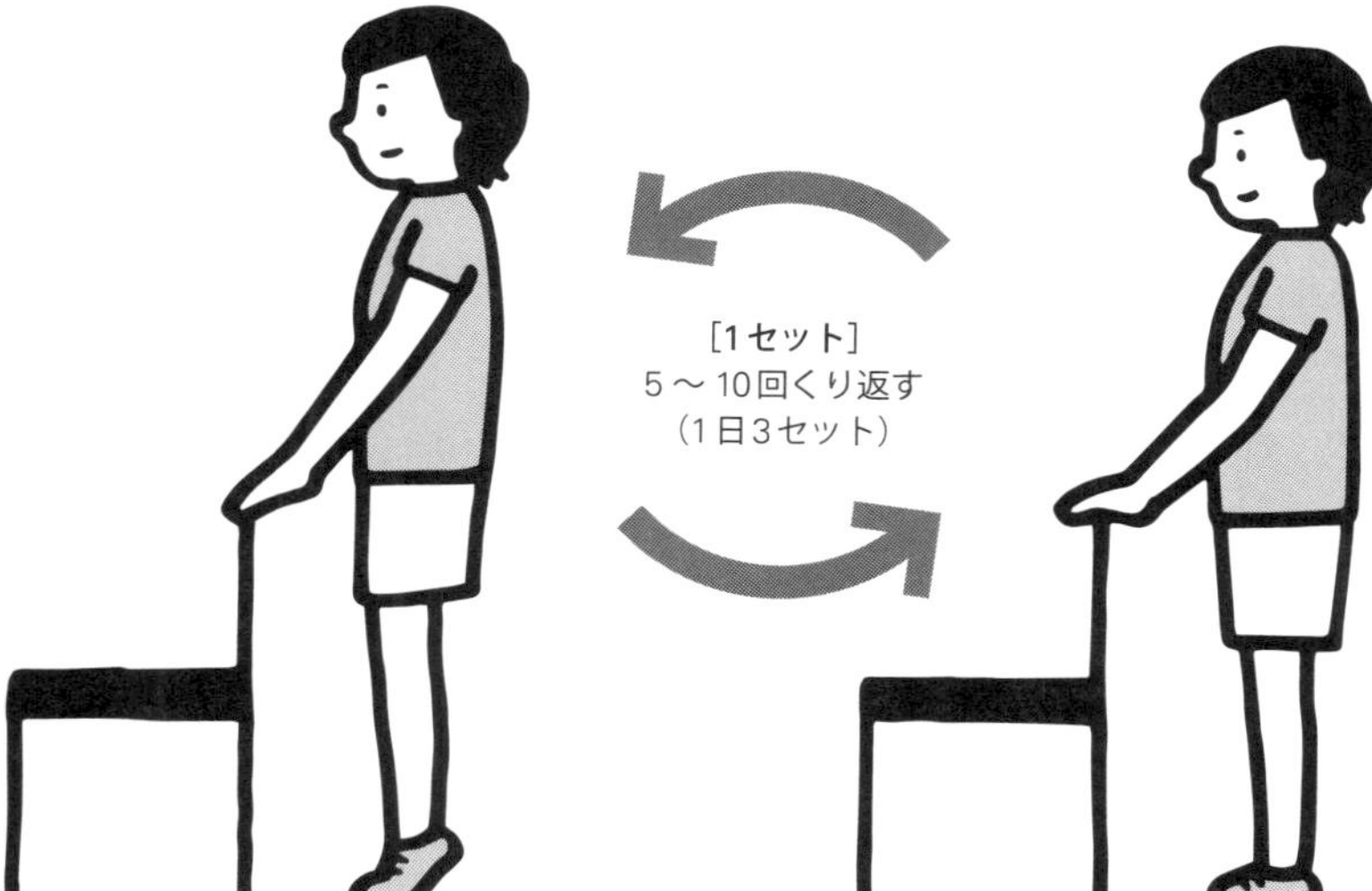

## C 26 大臀筋を鍛える後ろ足のばし

背中を強くし、バランス強化にもなります。

①頑丈な椅子の後方に立ち、背もたれをつかんでバランスをとります。ゆっくり呼吸してくださ い。

②息を吐きながら、３～５秒かけて片足を後方に上げます。その際、膝を曲げないようにしてください。また、上体が前に寄りかからないようにしてください。立っているほうの足は少し曲げてください。

③その位置で１秒静止します。

④息を吸いながら３～５秒かけて元の位置まで戻します。

⑤５～10回くり返します。

⑥反対の足でも同様のことを５～10回くり返します。これが１セットです。

⑦慣れてきたら足首に０・５～１キログラム程度の「おもりバンド」（スポーツ用品店や通販で売っています）をつけておこないます。

⑧可能なら１日３セットおこないます。

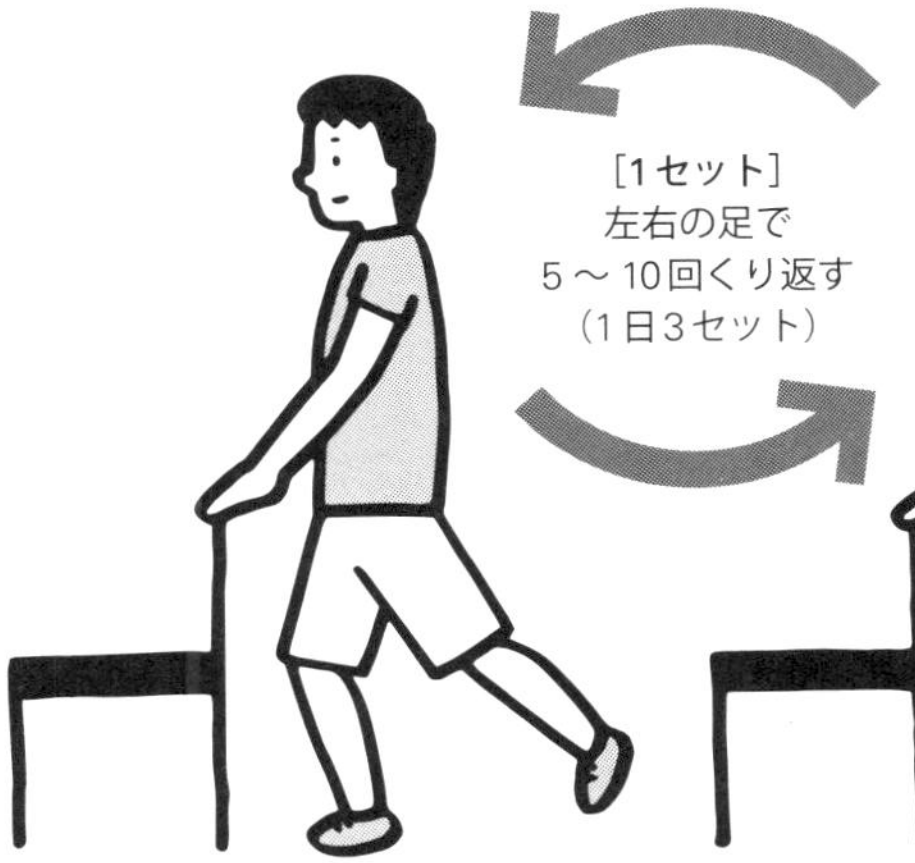
［1セット］
左右の足で
5～10回くり返す
（1日3セット）

## C 27 中臀筋を鍛える足の側方上げ

おしり、太もも、背中を強くします。バランス強化にもなります

①頑丈な椅子の後方に立ち、背もたれをつかんでバランスをとります。ゆっくり呼吸してください。

②息を吐きながら、3～5秒かけて片足を横に上げます。その際、背中はまっすぐにし、足の指は前方を向くようにしてください。立っているほうの足は少し曲げてください。

③その位置で1秒静止します。

④息を吸いながら3～5秒かけて元の位置まで戻します。

⑤5～10回くり返します。

⑥反対の足でも同様のことを5～10回くり返します。これが1セットです。

⑦慣れてきたら足首におもりバンドなどをつけておこないます。

⑧可能なら1日3セットおこないます。

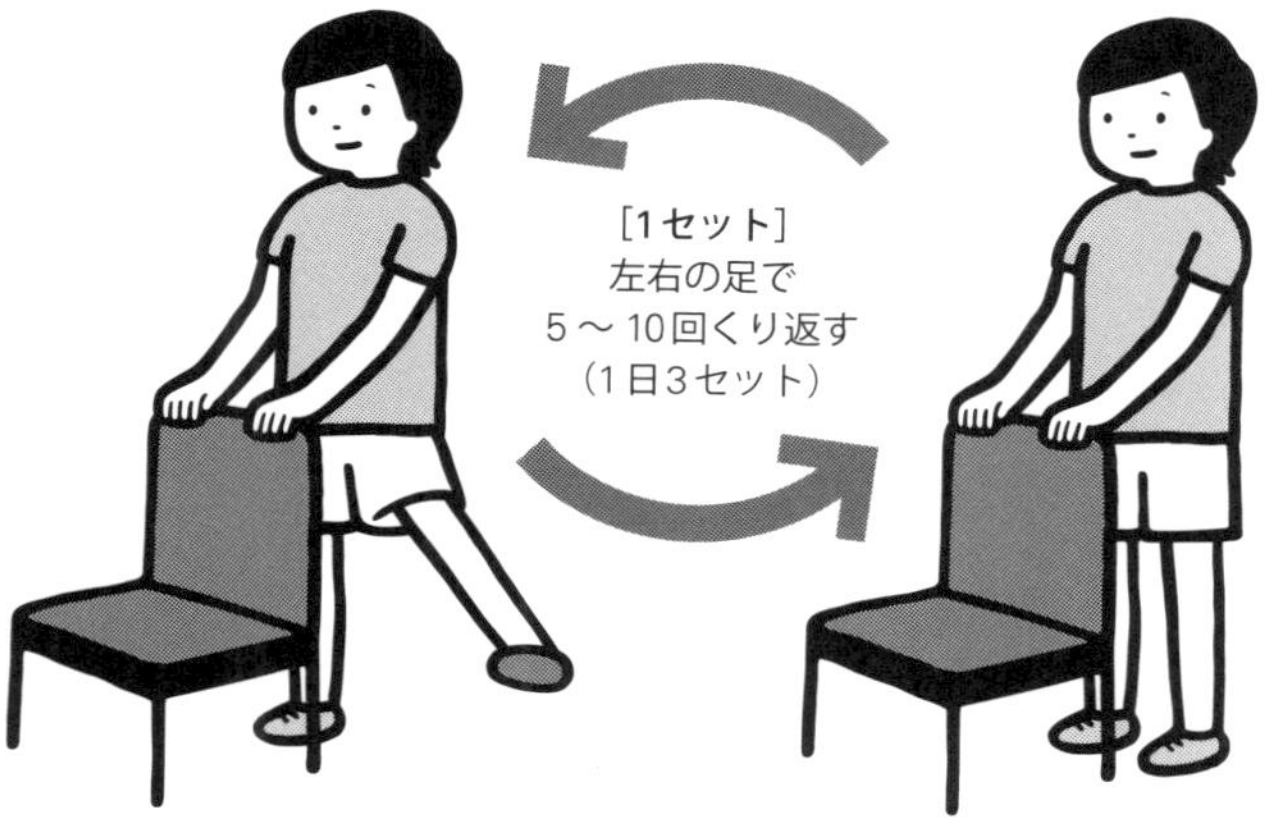
［1セット］
左右の足で
5～10回くり返す
（1日3セット）

バランス強化にもなります。

①頑丈な椅子の後方に立ち、背もたれをつかんでバランスをとります。片足をまっすぐ後方に上げて、ゆっくり呼吸してください。

②息を吐きながら、3～5秒かけて片足のかかとをできるだけおしりに近づけてください。曲げるのは膝からで、おしりは動かさないでください。立っているほうの足は少し曲げてください。

③その位置で1秒静止します。

④息を吸いながら3～5秒かけて元の位置まで戻します。

⑤5～10回くり返します。

⑥反対の足でも同様のことを5～10回くり返します。これが1セットです。

⑦慣れてきたら足首におもりバンドなどをつけておこないます。

⑧可能なら1日3セットおこないます。

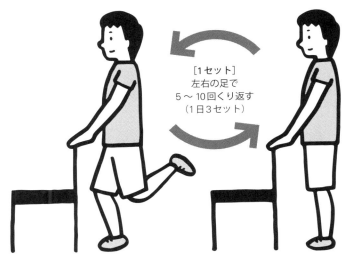

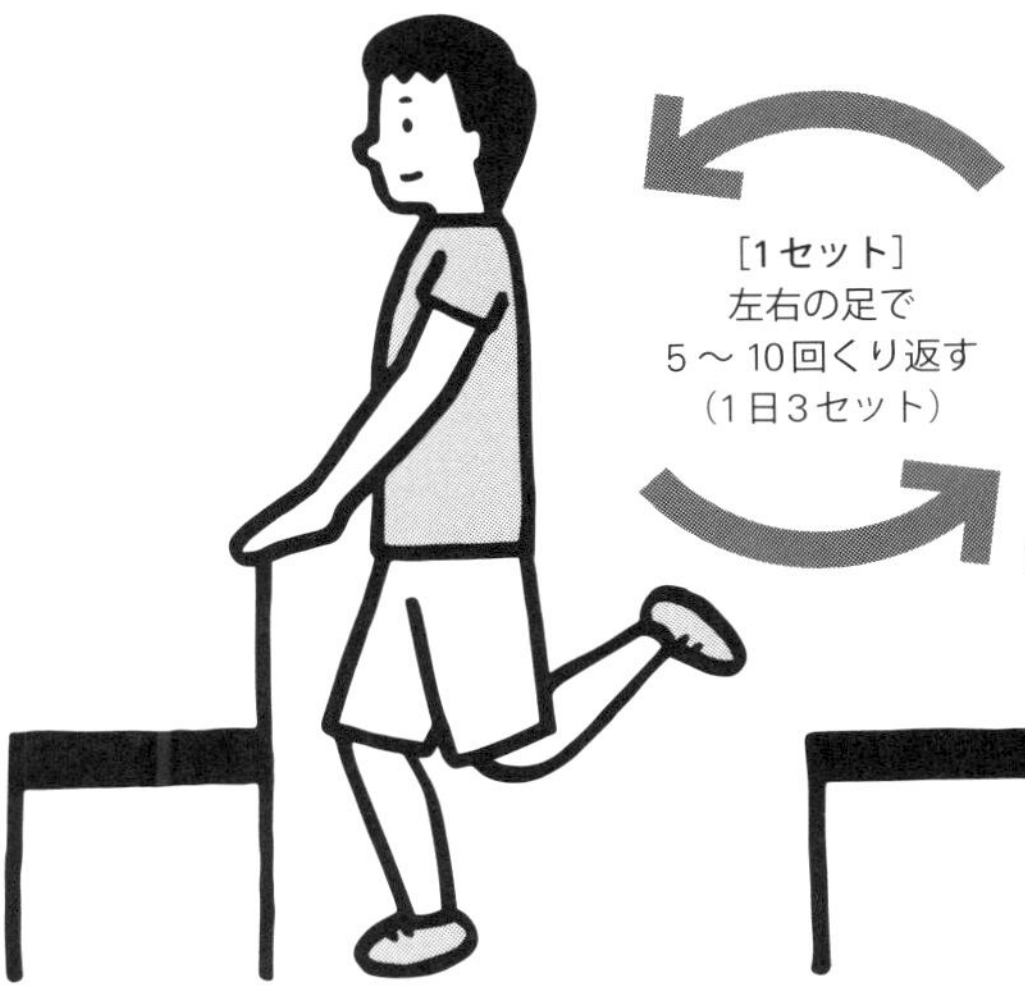

## C 29 大腿四頭筋を鍛える足上げ

①頑丈な椅子に座って背もたれに背中をつけます。母指球（足裏の親指のつけ根のふくらんだところ）や足の指だけを床につけるようにしましょう。丸めたバスタオルを太ももの下の椅子の角に置いてサポートします。

②息を吐きながら、3～5秒かけて足を前にのばします。

③足首を曲げて足先が天井に向くようにして、1秒間姿勢を保ちます。

④息を吸いながら3～5秒かけて元の位置まで戻します。

⑤5～10回くり返します。

⑥反対の足でも同様のことを5～10回くり返します。これが1セットです。

⑦慣れてきたら足首におもりバンドなどをつけておこないます。

⑧可能なら1日3セットおこないます。

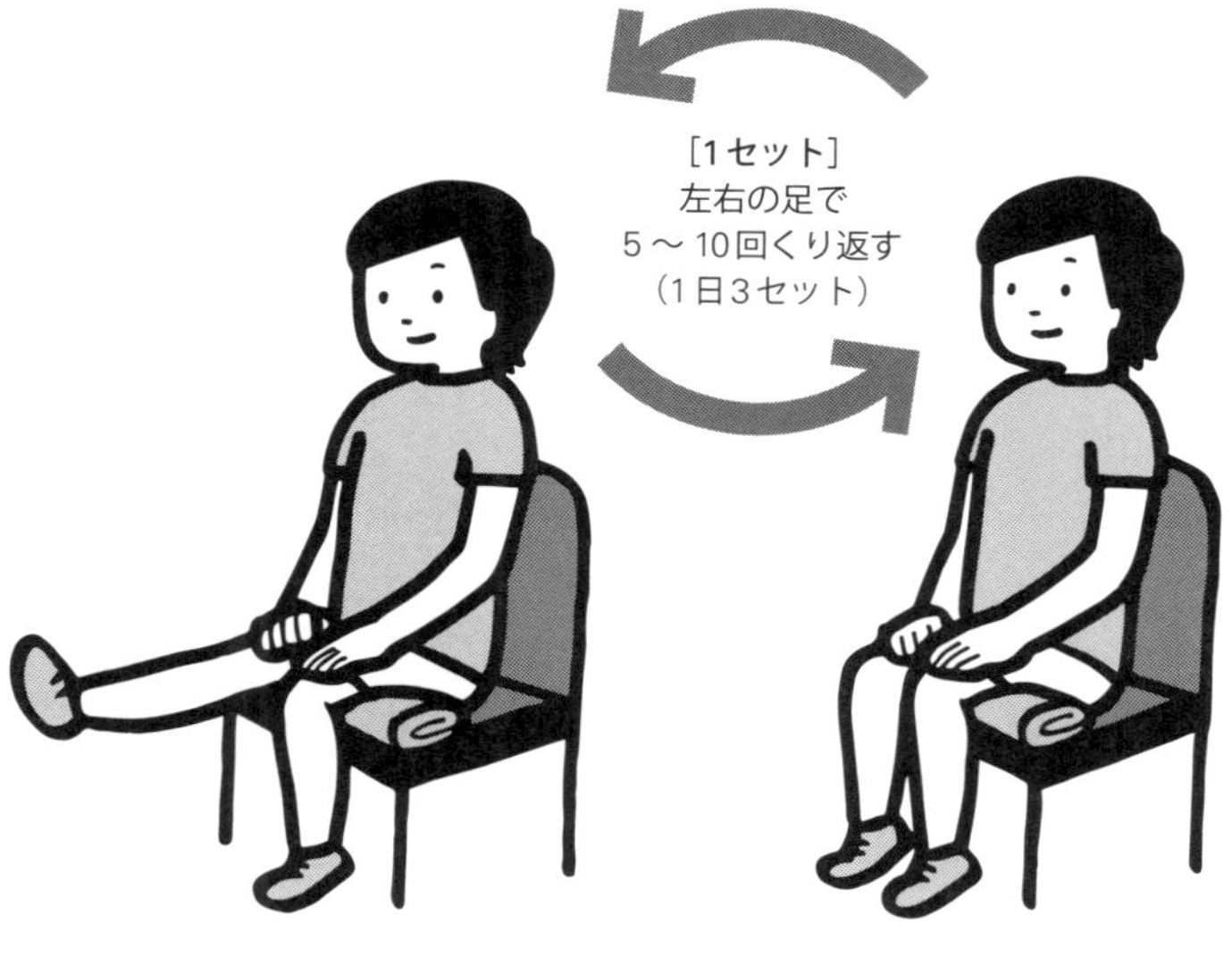
［1セット］
左右の足で
5～10回くり返す
（1日3セット）

## C 30 腹筋と太ももを鍛える椅子からの立ちあがり

腹直筋《ふくちょくきん》、大腿四頭筋《だいたいしとうきん》を強くします。膝や腰に不安を持つ人は、主治医に相談してください。

①肘かけのない頑丈な椅子に座って、膝を曲げ、肩幅に開いた両足を、しっかり床につけます。

②両手を交差させて胸の前に置き、後ろにもたれかかります。背中と肩が一直線になるようにします。ゆっくり呼吸しましょう。

③息を吐きながら、上体をまっすぐに起こします。

④床と平行になるよう腕をのばし、３～５秒かけて立ち上がります。

⑤息を吸いながら３～５秒かけて元の位置まで戻します。

⑥５～10回くり返します。これが１セットになります。

⑦可能なら１日３セットおこないます。

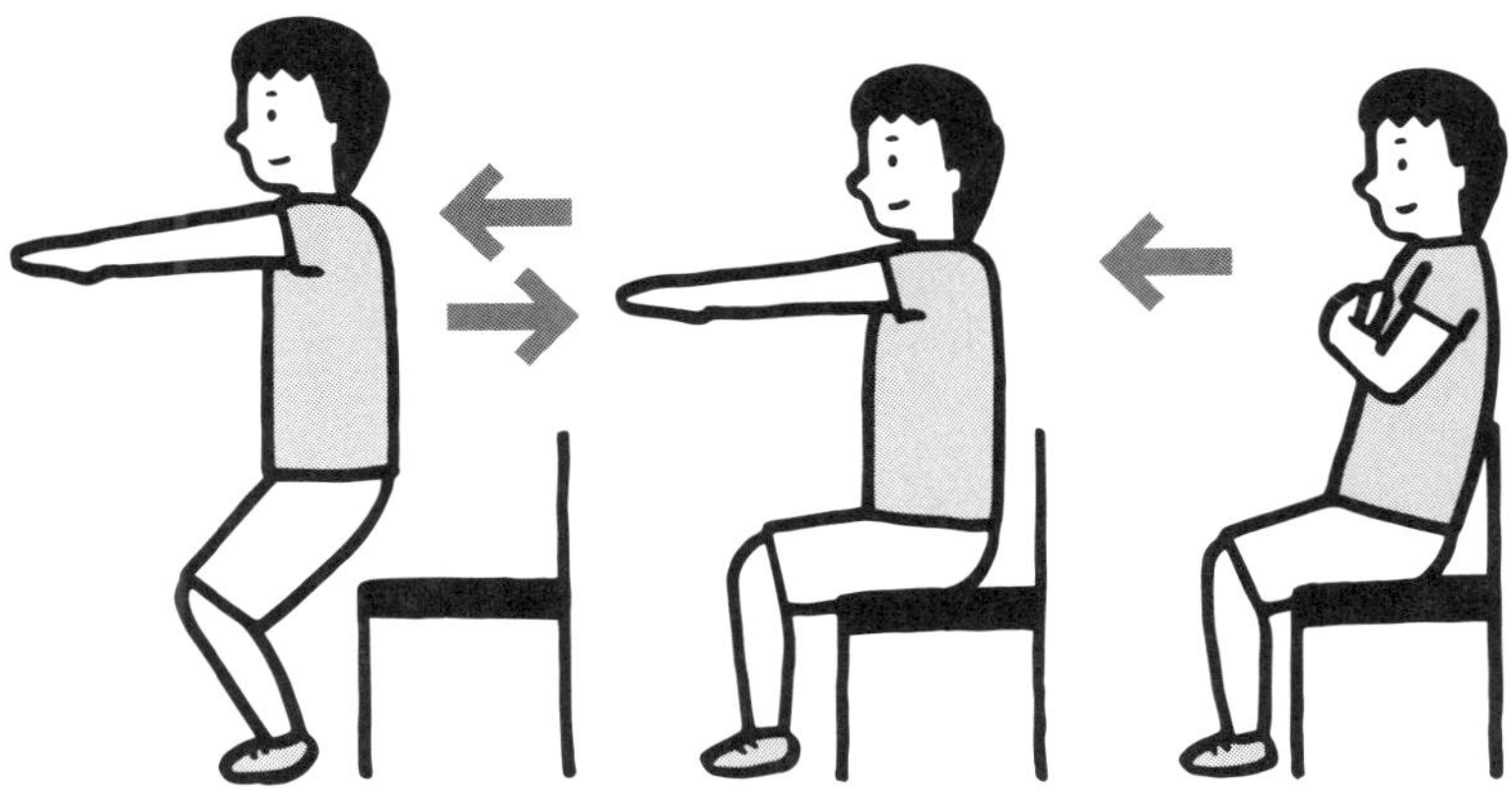

# C 31 ゴムバンド、ゴムチューブを使ってのらくらく若返り運動療法

ゴムバンド、ゴムチューブ（商品名：セラバンド・セラチューブ）を用いてのらくらく若返り運動を紹介します。小さく折りたたんで持ち運びができるので、いつでも手軽にらくらく若返り運動ができます。また、使用者のレベルに合わせて負荷量を調節できます。

ゴムの強さ（レベル）はリハビリ用からスポーツマン用まで色で分けられています。ゴムの強さは、ゴムの長さや合わせる枚数によっても調節できます。レベル（色）・長さが自分に合っているかをしっかり確認して使用してください。

ゴムバンドの巻き方に示します。

指の根元に1回巻いてしっかりつかんでください。

バンドの長さは、開始時のフォームの時点で張力がかからず、たるまない状態で使用してください。

バンドをのばすときは息を吐きながら、元に戻すときは息を吸いながら、できるだけゆっくりと

| カラー | 強度 | レベル |
|---|---|---|
| タン | エクストラシン | −2 |
| イエロー | シン | −1 |
| レッド | ミディアム | 0 |
| グリーン | ヘビー | +1 |
| ブルー | エクストラヘビー | +2 |
| ブラック | スペシャルヘビー | +3 |
| シルバー | スーパーヘビー | +4 |
| ゴールド | マックス | +5 |

※通常はイエローからはじめて、力がついてきたらレッド、グリーンにかえてください。

**図表6：**
**セラバンド・セラチューブの色と強度**

おこなってください。

使用前に指輪やネックレスなどのアクセサリーは必ずはずしてください。バンドに絡《から》みつき、ケガをする恐れや、アクセサリーおよび本品が破損する恐れがあります。

使用前に爪がのびていないかも必ず確認してください。

使用時は、バンドをのばした状態では、決して手を離さないでください。また、足や柱などに巻きつけて使用する場合、しっかりと固定させているか必ず確認してください。

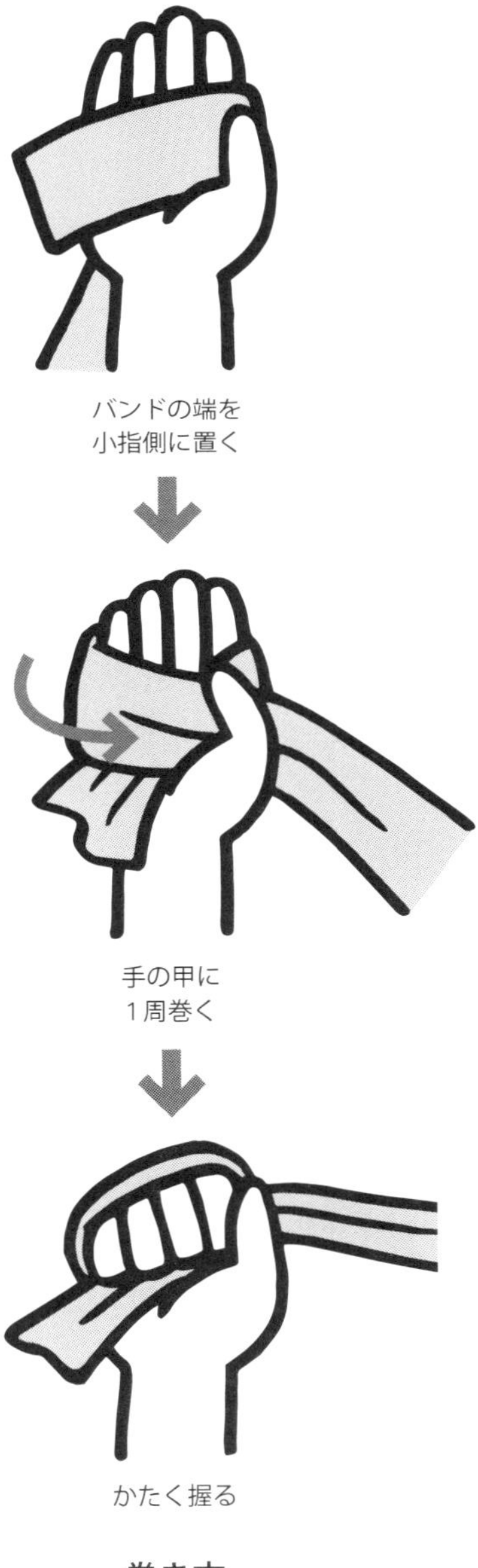
バンドの端を
小指側に置く
手の甲に
１周巻く
かたく握る

**巻き方**

①ゴムバンドを足の甲に巻き、軽く前に出します。チューブの端を手に巻きつけて身体の前で持ちます。
②肘の位置は動かさないように腕を曲げチューブを引きあげます。ゆっくりと元の姿勢に戻します。

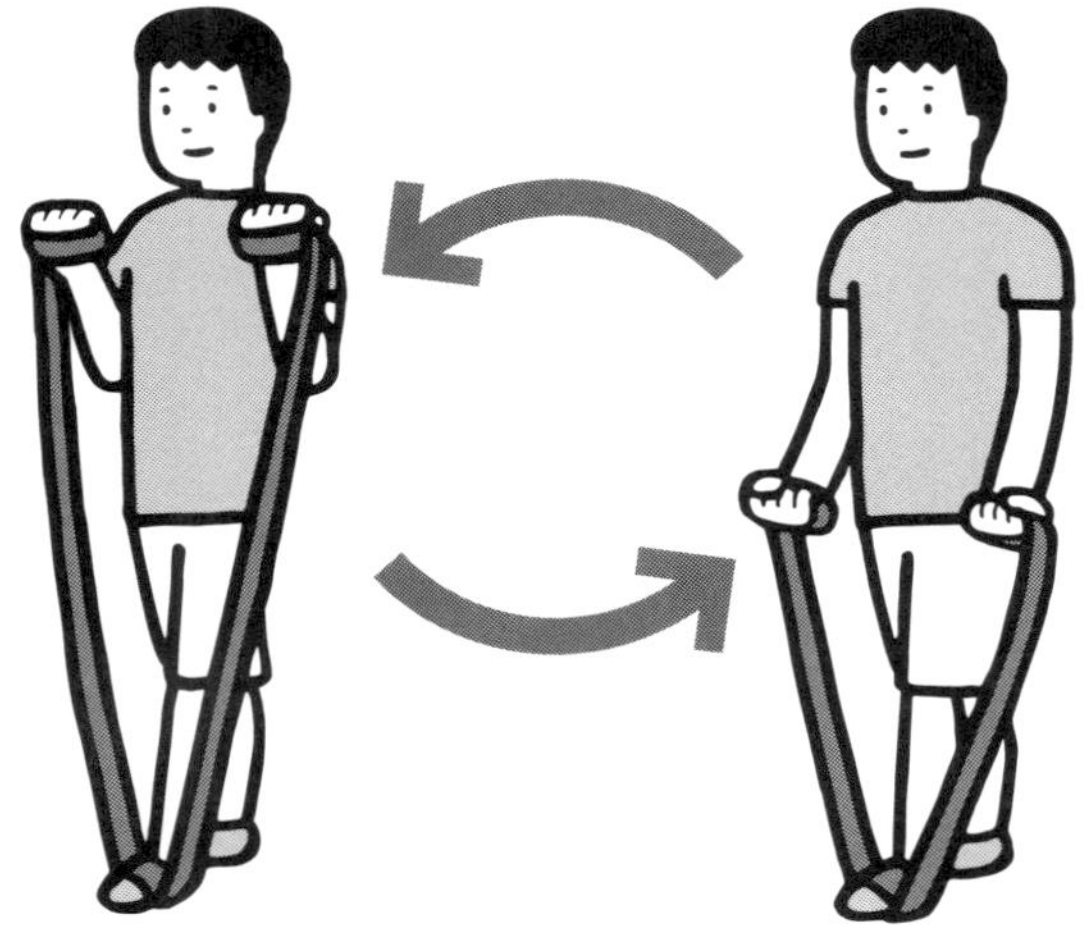

①ゴムバンドを輪状にして、両足首にかけ椅子に座ります。一方を踏み、固定します。
②もう一方の足を、つま先をのばしたまま蹴るようにのばします。ゆっくりと元の姿勢に戻します。反対側も同様におこないます。

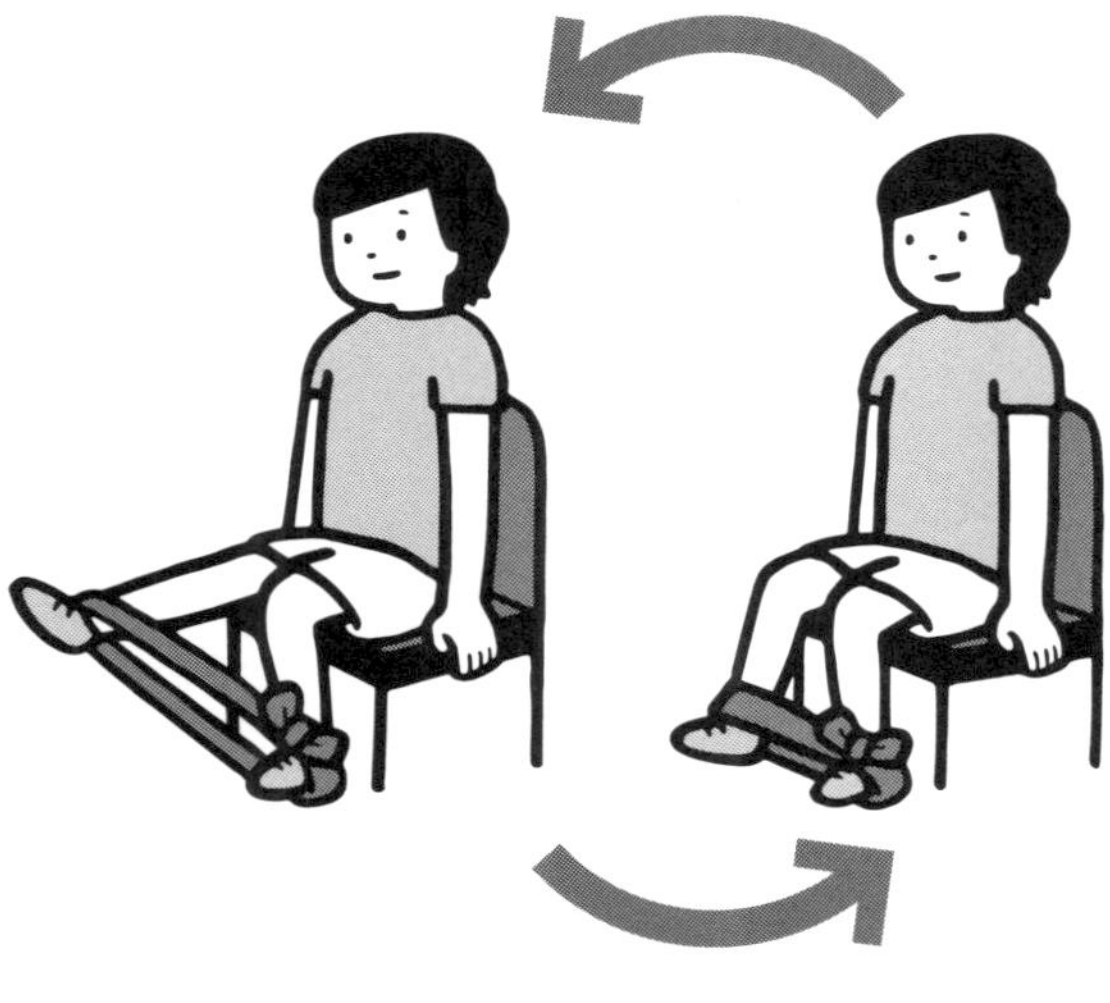

## C 32 顔が若返るストレッチング

皮膚の下には表情筋といういくつもの小さな筋肉が集まっていて、それらが皮膚をささえています。

表情筋には、上唇を上げる上唇挙筋《じょうしんきょきん》とか、笑うときの頬《ほお》の笑筋《しょうきん》とか、まばたきをするときの眼輪《がんりん》筋《きん》とか、いろいろな筋肉があります。

**加齢とともに表情筋が衰《おとろ》えてきます。**たとえば、口角が下がり、頬が落ちて、まぶたが落ち、顔全体のハリがなくなります。

**顔を若返らせるには、表情筋を鍛えます。**たとえばよく笑い、「アエイオウ」と大きく口を開け、口を突きだすことで、いきいきとした表情とハリが戻ります。

とくに、笑顔は顔を若返らせるばかりか、実際

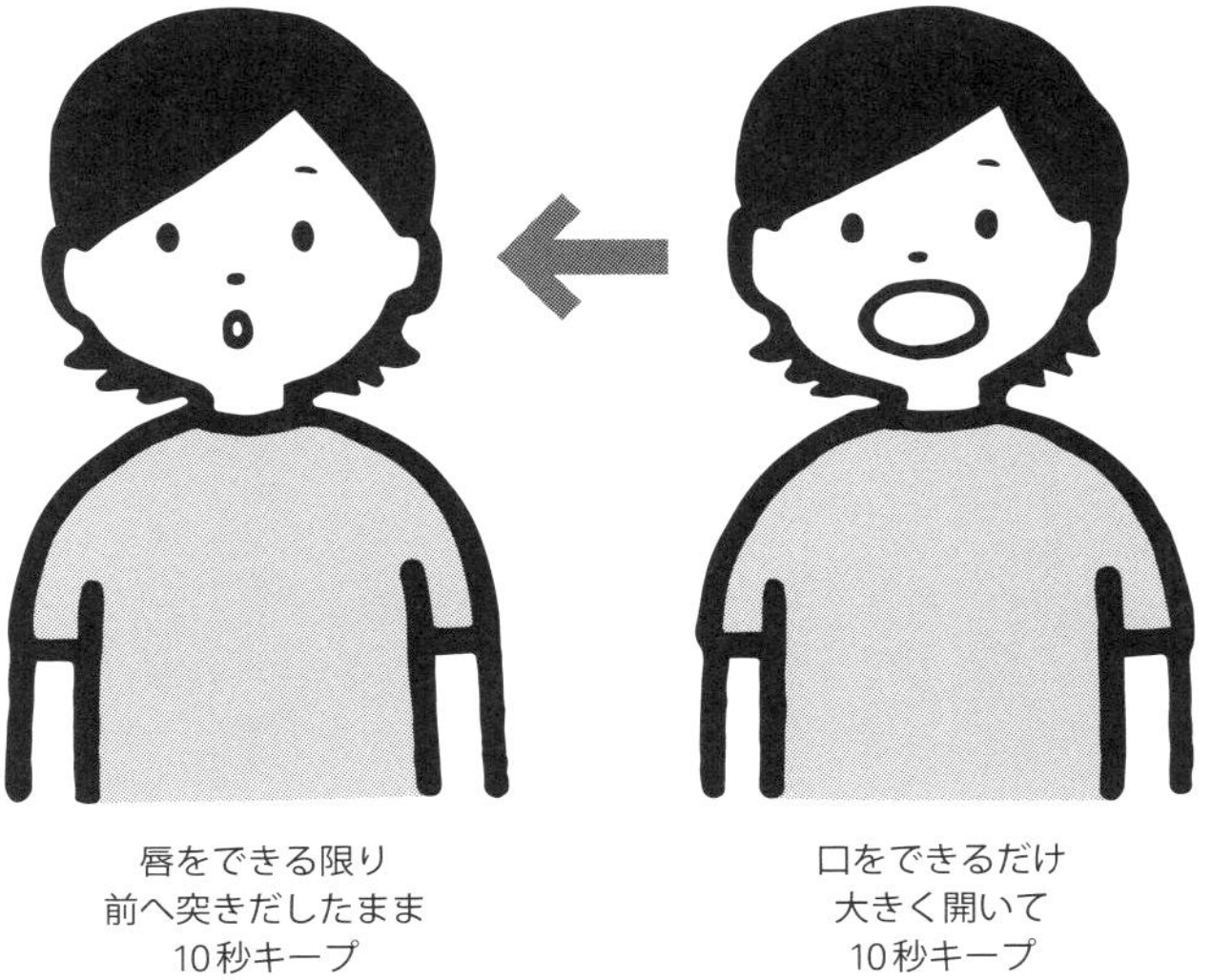
口をできるだけ
大きく開いて
10秒キープ
唇をできる限り
前へ突きだしたまま
10秒キープ

表情筋をストレッチングする

に楽しい感情になること、楽しい感情には問題解決を容易にし、記憶力や集中力を高める効果があることが科学的にも証明されています。

**笑顔は幸せな人生の案内人**であるといえます。笑顔の人を見て不快に思う人はまずいません。笑顔はそれを見る人のみならず、笑顔の人自身にとってもよい心理効果があります。

ドイツ・マグデブルク大学のミュンテ博士の論文では、箸《はし》を口にくわえるなどして笑顔に似た表情をつくると、ドーパミン系の神経活動が変化するそうです。

ドーパミンは脳の報酬系（個体に快の感覚を与える神経系）に関連した神経伝達物質なので、笑顔をつくると楽しくなるという効果が脳にあることになります。

赤ちゃんでわかるように、人は相手のしぐさを真似する癖があります。すなわち、笑顔は伝染するのです。

表情から感情を読むときも、たとえば「笑顔」の相手を見たら、自分もその表情をわずかに真似してみて、自分の感情も楽しくなることで、「真似したら、楽しくなった。ということは、相手は楽しかったのか」とそんな推論を重ねて、相手の感情を読んでいるのだそうです。

運動で顔も心も若返るのです。

## コラム　「らくらく運動療法」の敵

**「らくらく運動療法」には２つの敵がいます。過度なダイエットと過度な飲酒です。**

### ○第１の敵：過度なダイエット

人の身体は、エネルギーが獲得できない状況にあると判断すると、いちばんエネルギーを消費する筋肉を絞《しぼ》ろうとします。さっそく筋肉のタンパク質を分解してエネルギーに変えてしまいます。

しかし少しでもエネルギーが入ってくれば、筋肉には手をつけずに他の場所にエネルギーを探しにいきます。つまり**過度なダイエットは筋肉を減らしてしまいます**。朝食を食べない人もいるようですが、朝食は、筋肉を減らさないための大切な食事なのです。

朝食をとると筋肉は合成シフトに入ります。しかし、しばらくたつと分解シフトに向かいます。分解しすぎないところで昼食、そして夕食。昼食と夕食のバランスは、昼食を少し重めにして夕食を軽めにするのが理想だと思います。

### ○第２の敵：過度な飲酒

**お酒を飲みすぎると筋肉を分解します**。その症状が悪化すると横紋筋融解症《おうもんきんゆうかいしょう》という立派な病気になります。

慢性的にアルコールを飲みつづけると筋肉がどんどん細く弱くなってしまいます。何が筋肉に悪いかというとアルコールそのものです。

どんなにお酒に強い人でも大酒をくり返していると筋肉がどんどん分解されていくと思ってください。

# 第5章

# らくらくケガなし運動療法のやり方

## ●はじめる前に

「らくらくケガなし運動療法」は、いわゆるストレッチングです。**身体の柔軟性を維持するのに大切な運動**です。

第3章にも書きましたが、はじめる前に身体（筋肉）を温《あたた》めてください。

身体をゆっくり動かし、運動ごとに3〜5回くらいおこなうようにしてください。

できるだけ、「ゆっくり」を心がけてはじめましょう。

## ●らくらくケガなし運動療法のポイント

股《こ》関節《かんせつ》が硬い人ほど、障害物などをまたいだりするときに足を高く上げられず、転倒する危険性が増すといわれています。

柔軟性を増す方法として代表的なのがストレッチングです。

ストレッチングには「静的ストレッチング」と「動的ストレッチング」がありますが、動的ストレッチングでは筋線維や筋毛細血管などを傷つけやすいので、反動をつけずゆっくりと筋をのばす静的ストレッチングがおすすめです。

次に、紹介するらくらくケガなし運動療法は、そうした静的ストレッチングです。

なお、らくらくケガなし運動療法をおこなう際は、次のようなことに気をつけましょう。

①弾《はず》みや反動をつけず、ゆっくりとおこないましょう。筋肉をゆっくりとのばし、その状態で静止し、10～30秒くらい保持するようにしてください。

②呼吸を止めずにおこなってください。息を吐きながら筋肉をのばし、静止後はゆったりと呼吸するようにしましょう。

③のばしている筋肉を意識するようにしましょう。どの筋肉をのばしているのか、意識することは重要です。そして、できるだけ多くの筋肉でストレッチングをおこないましょう。

④痛みのない範囲でおこないましょう。苦痛をこらえてまでのばす必要はありません。無理に大きな力でのばそうとすると、筋に「伸張反射《しんちょうはんしゃ》」（のばされると、それ以上のびてダメージを受けないよう、収縮させて保護しようとする反射）という現象が生じ、むしろよい効果が得られにくくなります。気持ちよく感じられるくらいのところで、ストレッチングを保持するのが好ましいのです。

なお、D－1～D－14のストレッチングは、1日1セットで十分です。

## D 1 首のストレッチング

若返り運動の後、デスクワークなど首のこりを招きやすい活動の最中におこなってみてください。

①頑丈な椅子に座っていても、立っていてもいいです。

②肩幅に開いた両足を、しっかり床につけます。

③頭をゆっくり右に少し（筋肉が引っぱられているのがわかるところからもう少し先まで）回します。頭を前後に傾けたり突きだしたりせず、快適な位置を保ってください。

④その位置で10～30秒静止してください。

⑤頭をゆっくり左に少し回し（③と同様のところまで）、その位置で10～30秒静止してください。

⑥3～5回くり返します。

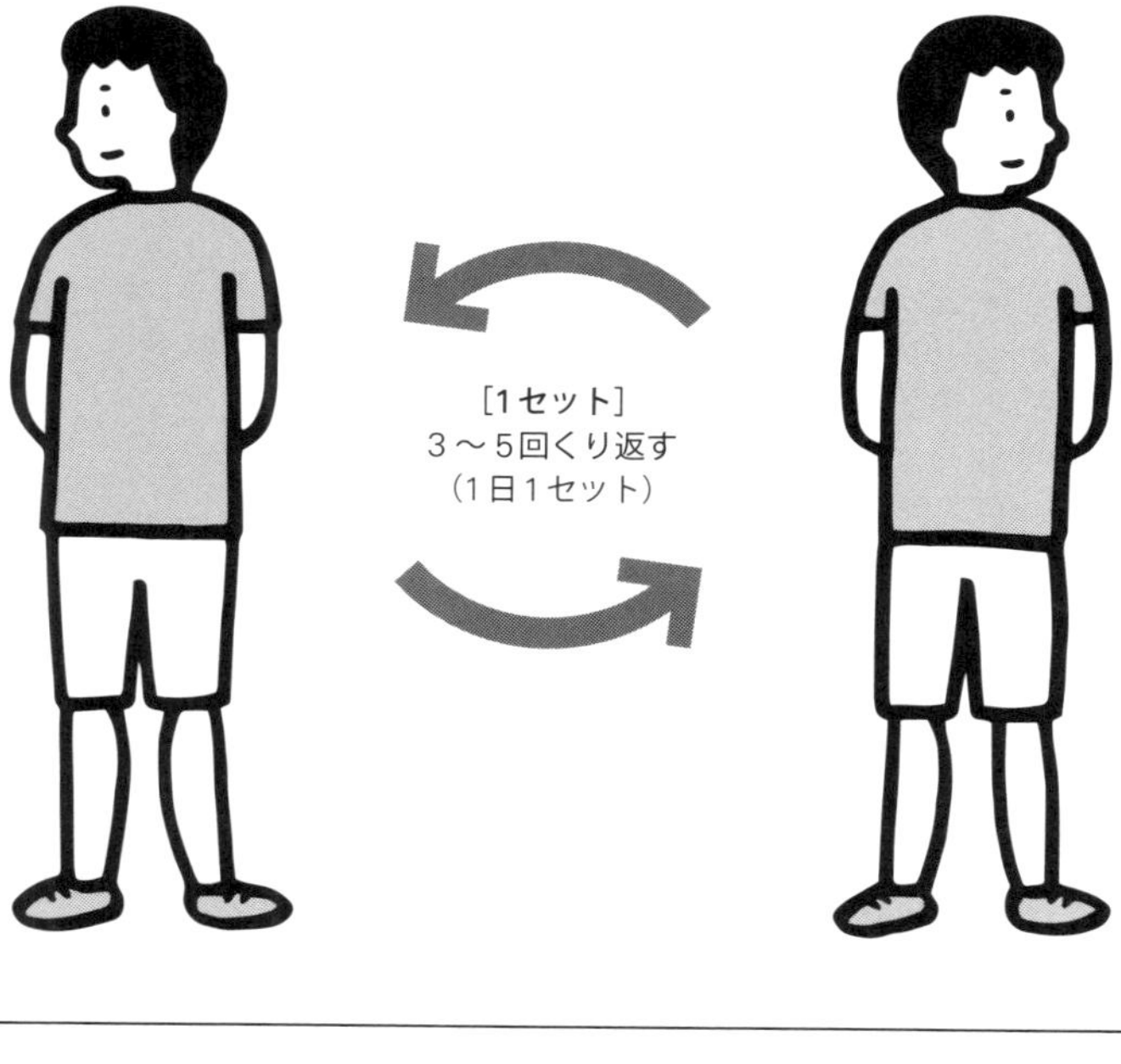

## D 2 肩のストレッチング

肩の緊張を和《やわ》らげ、姿勢をよくします。

①壁を背にして立ち、両腕を肩の高さに置きます。肩幅に開いた両足を、しっかり床につけます。

②指先が天井に向くように肘《ひじ》を曲げて、背後の壁に両手の甲をふれます。その際、筋肉への強い抵抗感や不快感、強い痛みがあればすぐやめてください。

③その位置で10〜30秒静止してください。

④今度は肘を曲げたまま両手をゆっくりと前に出し、指先が下に向くようにして、背後の壁に両手のひらがふれるようにします。その際、筋肉への強い抵抗感や不快感、強い痛みがあればすぐやめてください。

⑤その位置で10〜30秒静止してください。

⑥3〜5回くり返します。寝た姿勢でおこなうことも可能です。

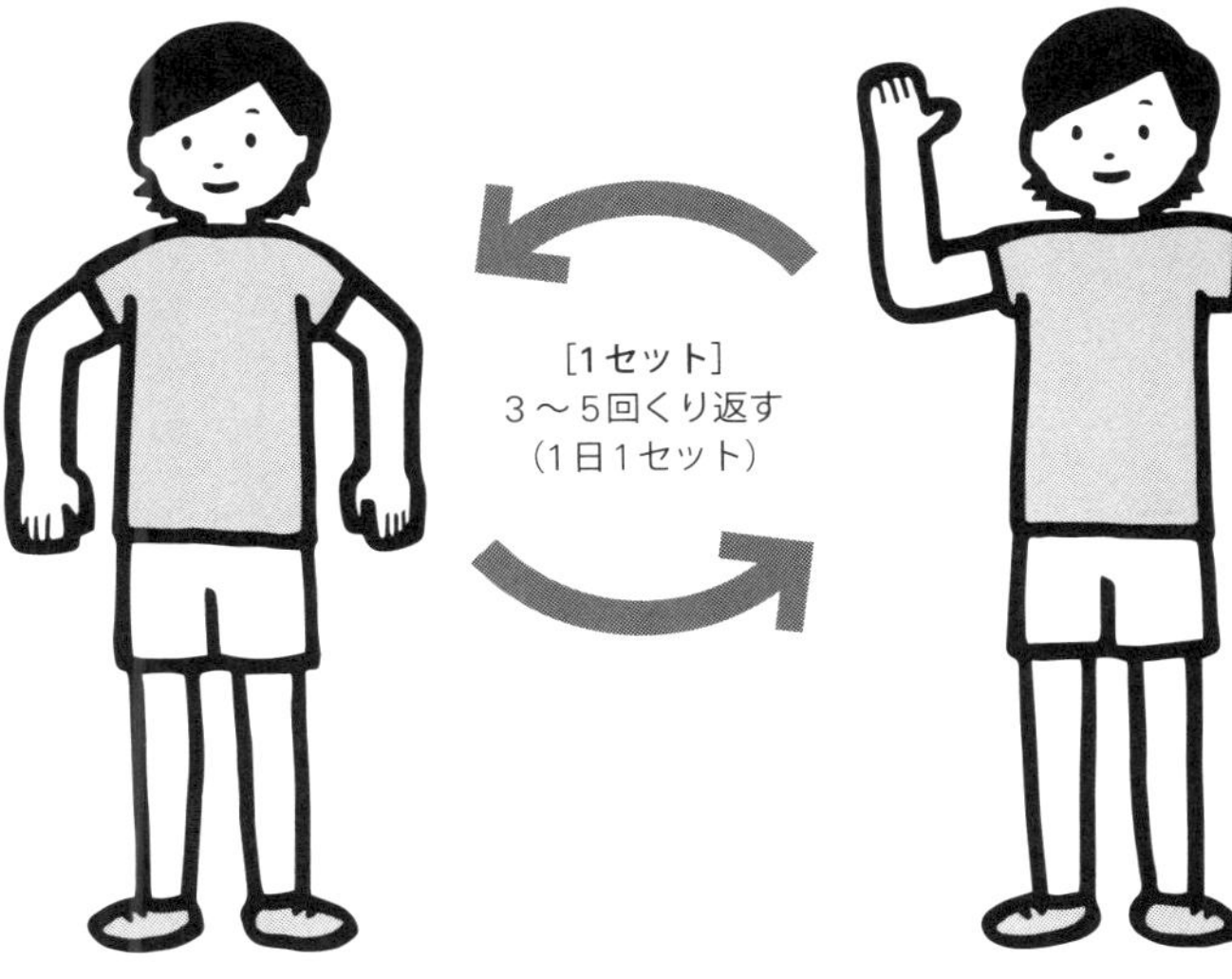

## D/3 肩と上腕のストレッチング

肩の緊張を和らげ、姿勢をよくします。

①肩幅に開いた両足を、しっかり床につけて立ちます。

②右手でタオルの端をつかみます。

③右手を上げて頭の後ろからタオルを背中にたらします。しっかりその位置を保ってください。

④左手で背中側からタオルをつかみます。

⑤右肩の筋肉をのばすために、左手で10～30秒タオルを下に引っぱります。その際、右肩に筋肉への強い抵抗感や不快感、強い痛みがあればすぐやめてください。

⑥3～5回くり返します。

⑦反対の手で、3～5回くり返します。

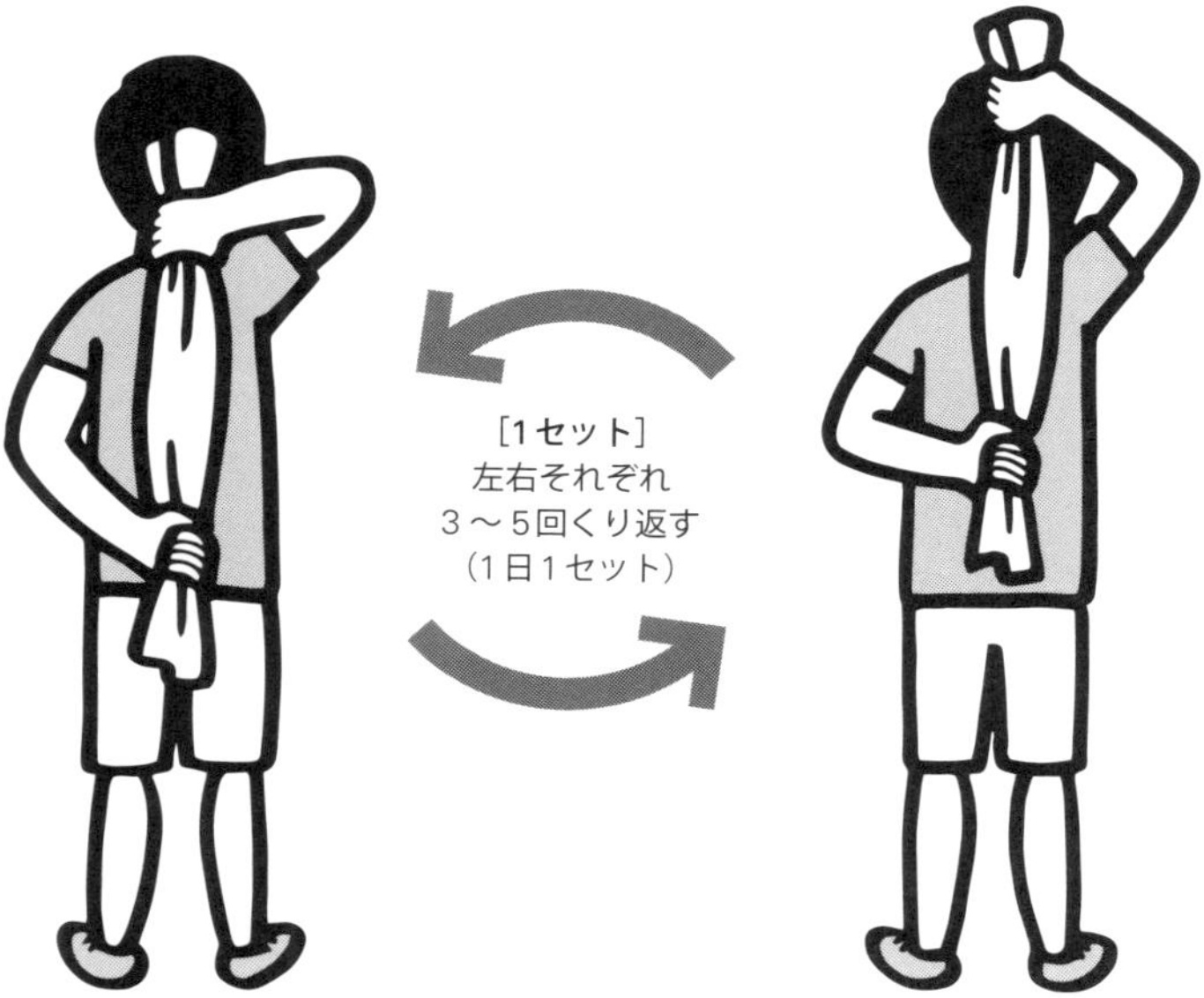
［1セット］
左右それぞれ
3～5回くり返す
（1日1セット）

## D 4　両腕・胸・肩の可動域を改善

クローゼットやキッチンキャビネットなどの上の棚に、楽に手が届くのに役立ちます。

①壁に向かい、腕の長さより少し離れて立ち、両足を肩幅に開きます。

②肩の高さで肩幅のまま両手のひらを壁につき、寄りかかります。

③背中をのばしたまま、手のひらを真上にすべらせます。

④その位置で10〜30秒静止してください。

⑤ゆっくり元の位置に戻します。

⑥3〜5回くり返します。

⑦慣れてきたらだんだん手をすべらせる位置を高くしてみます。



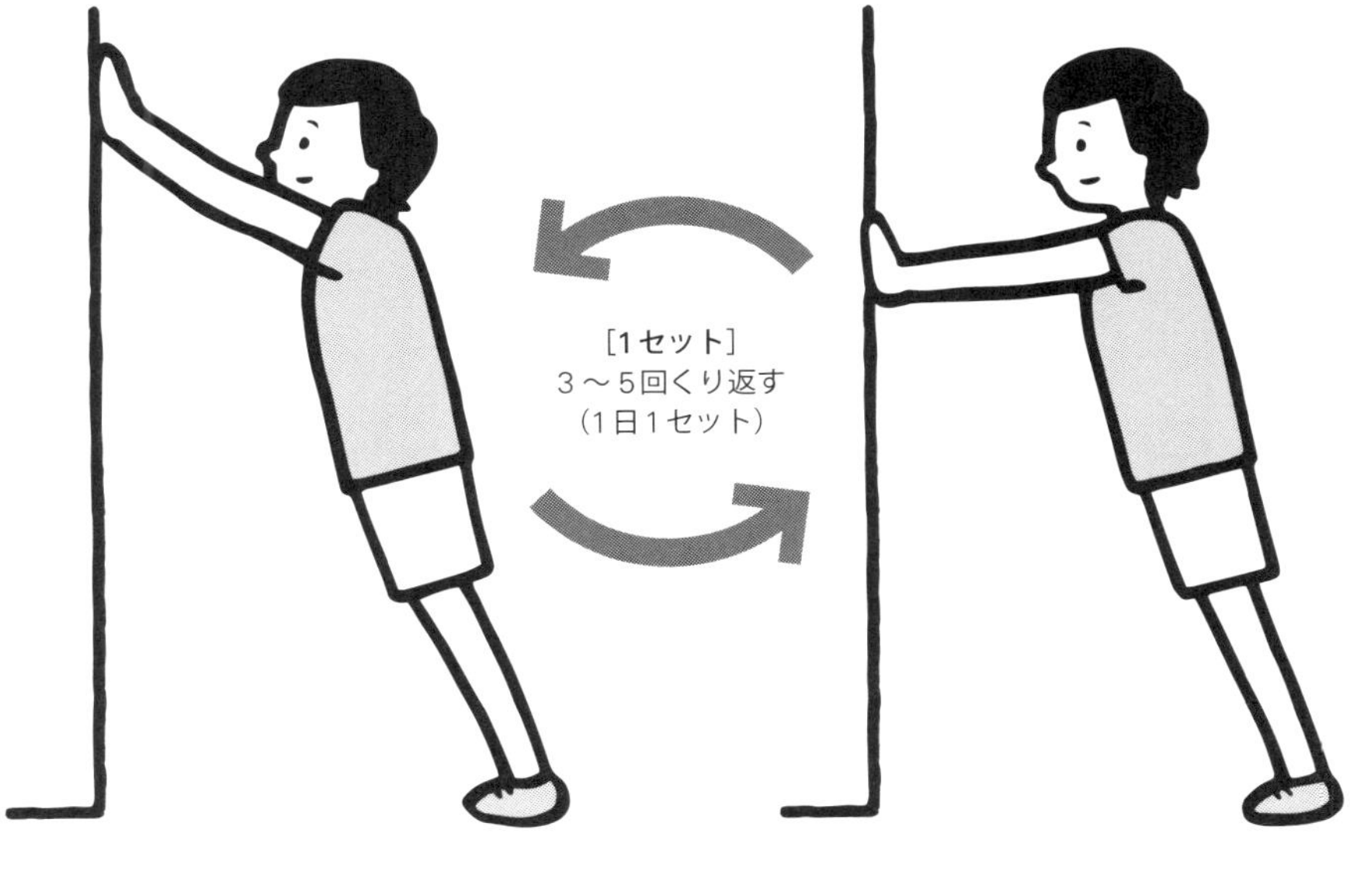

# D 5 胸のストレッチング

上半身の可動域を改善し、姿勢がよくなります。

①肘かけのない椅子に座るか、立っておこないます。
②肩幅に開いた両足を、しっかり床につけます。
③両手を開き、手のひらが前に向くようにして肩の高さに保ちます。
④ゆっくり両腕を後方に動かし、肩甲骨《けんこうこつ》を中央に寄せるようにします。その際、筋肉への強い抵抗感や不快感、強い痛みがあればすぐやめてください。
⑤その位置で10～30秒静止してください。
⑥ゆっくり元の位置に戻します。
⑦3～5回くり返します。

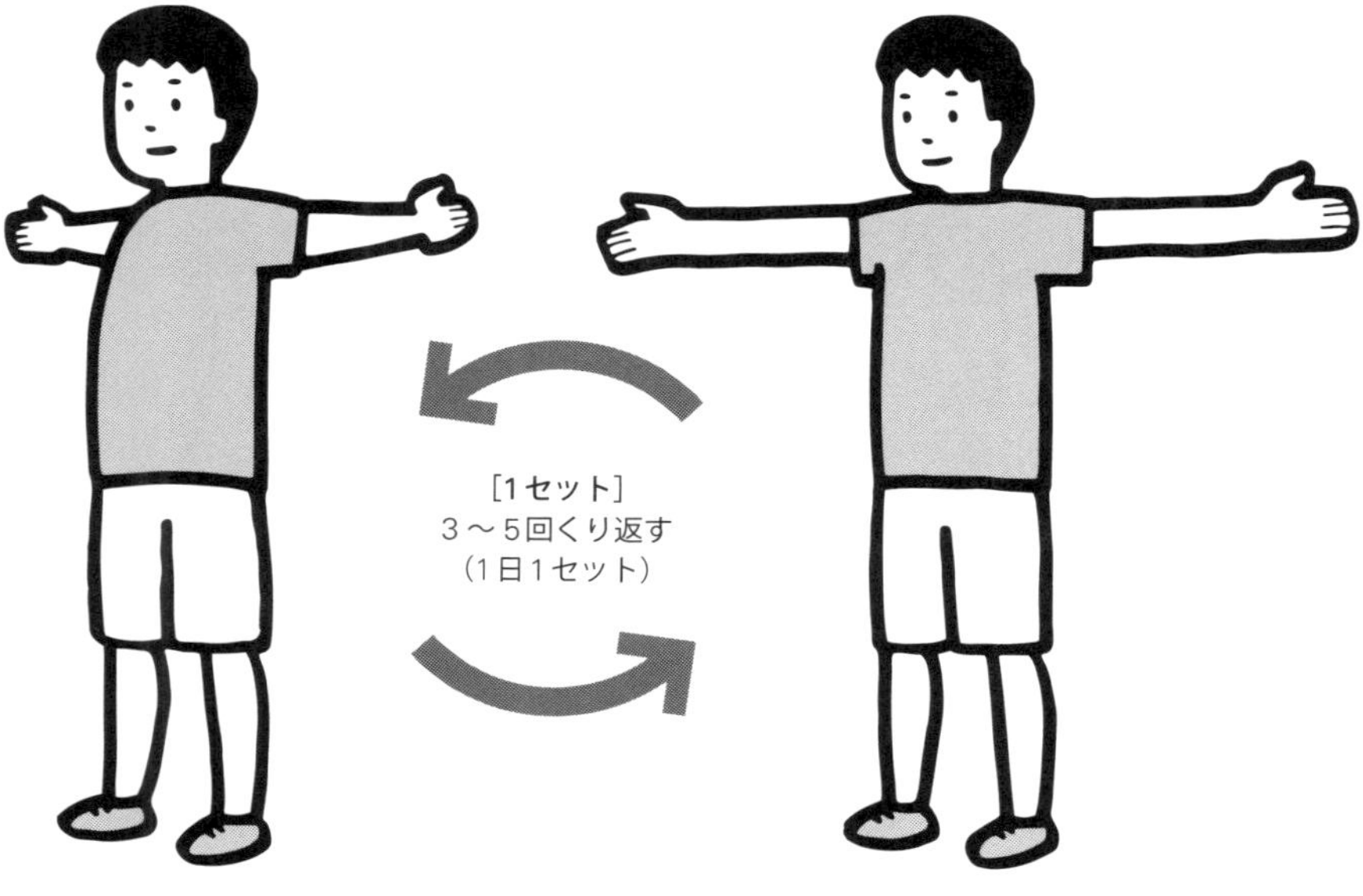

## D 6 背中のストレッチング

肩や背中のハリに効果的です。おしりや背中に手術歴がある人は、この運動をおこなう前に、主治医にやっていいかどうかを相談してください。

①肘かけのない頑丈な椅子に座っておこないます。肩幅に開いた両足を、しっかり床につけます。

②背中や首をまっすぐにのばし、両手は膝《ひざ》の上に置きます。

③首やあごの緊張を少しゆるめます。おしりからゆっくり前方に身体を曲げて、両手はふくらはぎにそって下ろしていきます。

④その位置で10～30秒静止してください。

⑤ゆっくり元の位置に戻します。

⑥3～5回くり返します。

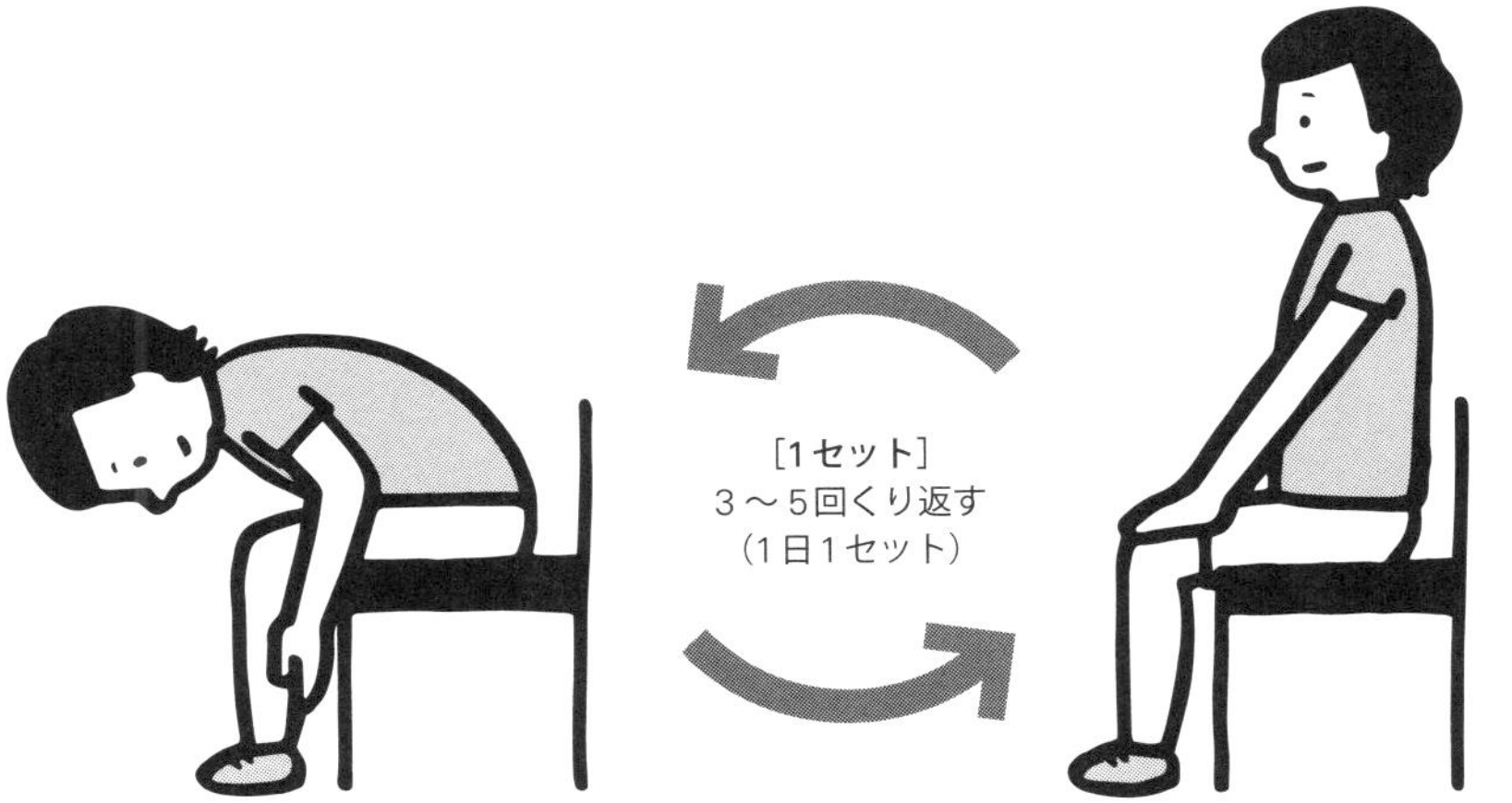

# D/7 背中とわき腹のストレッチング

身体をねじって後ろを見る動作、たとえば車の車庫入れやゴルフなどに役立ちます。

①肘かけのある頑丈な椅子に座っておこないます。肩幅に開いた両足を、しっかり床につけます。

②おしりは固定したまま、腰から左にねじります。頭も左に向けましょう。左手で肘かけをつかみましょう。一方、右手は左太もも外側部に置きましょう。できたらもっと身体をねじりましょう。

③その位置で10～30秒静止してください。

④ゆっくり元の位置に戻します。

⑤反対側でも同様におこなってください。

⑥3～5回くり返します。

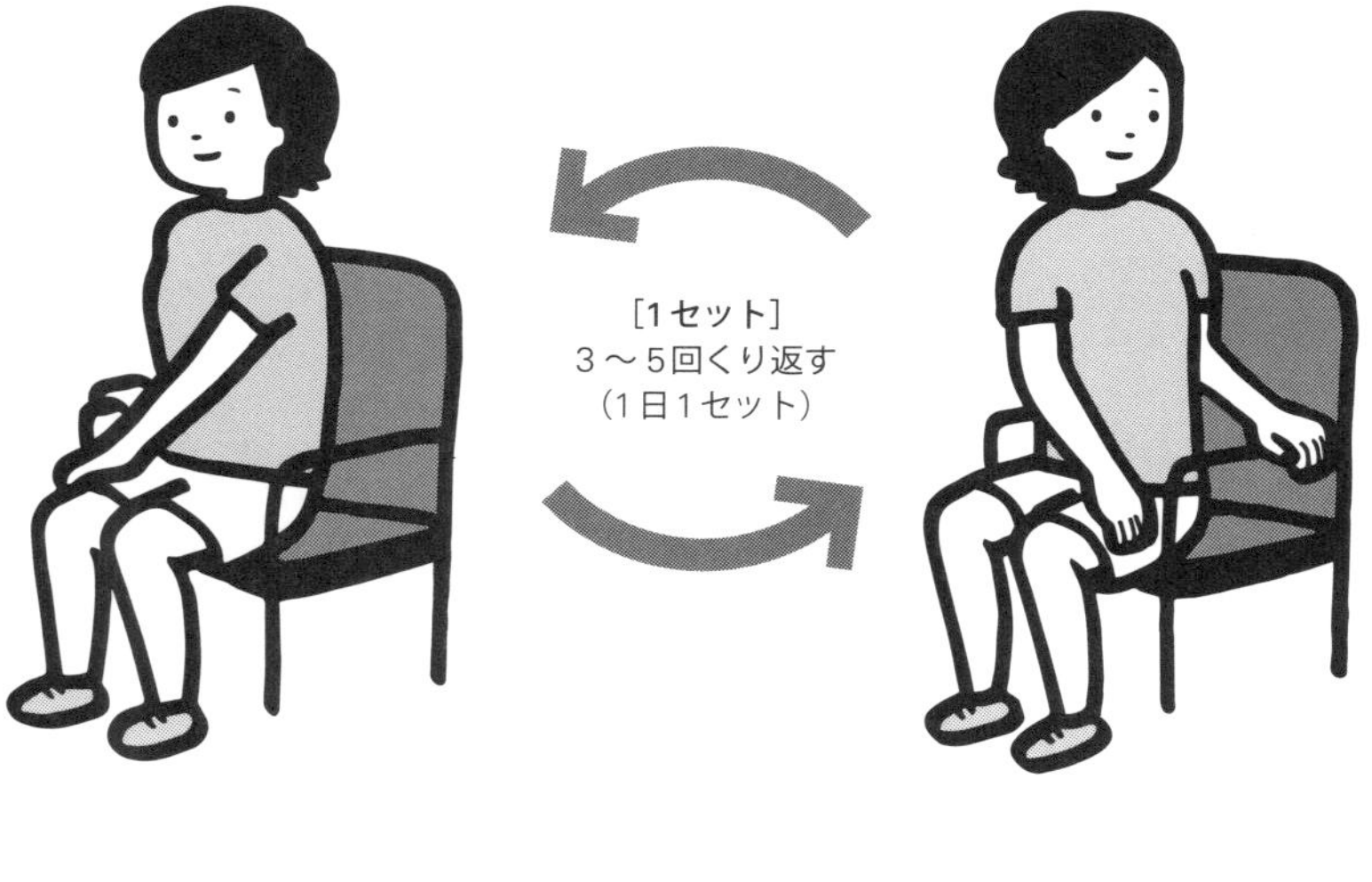

## D/8 肩や上背部のストレッチング

①立つか座るかして、姿勢を正して胸を張ります。
②両腕をのばして、肩の高さで指を組み、左右の肩甲骨の間を広げる感じで輪をつくります。
③膝を軽く曲げ、両腕の輪の中に顔を伏せます。
④背中の筋肉が上下左右にのびるのを感じながら、10〜30秒静止してください。
⑤ゆっくり元の位置に戻します。
⑥3〜5回くり返します。

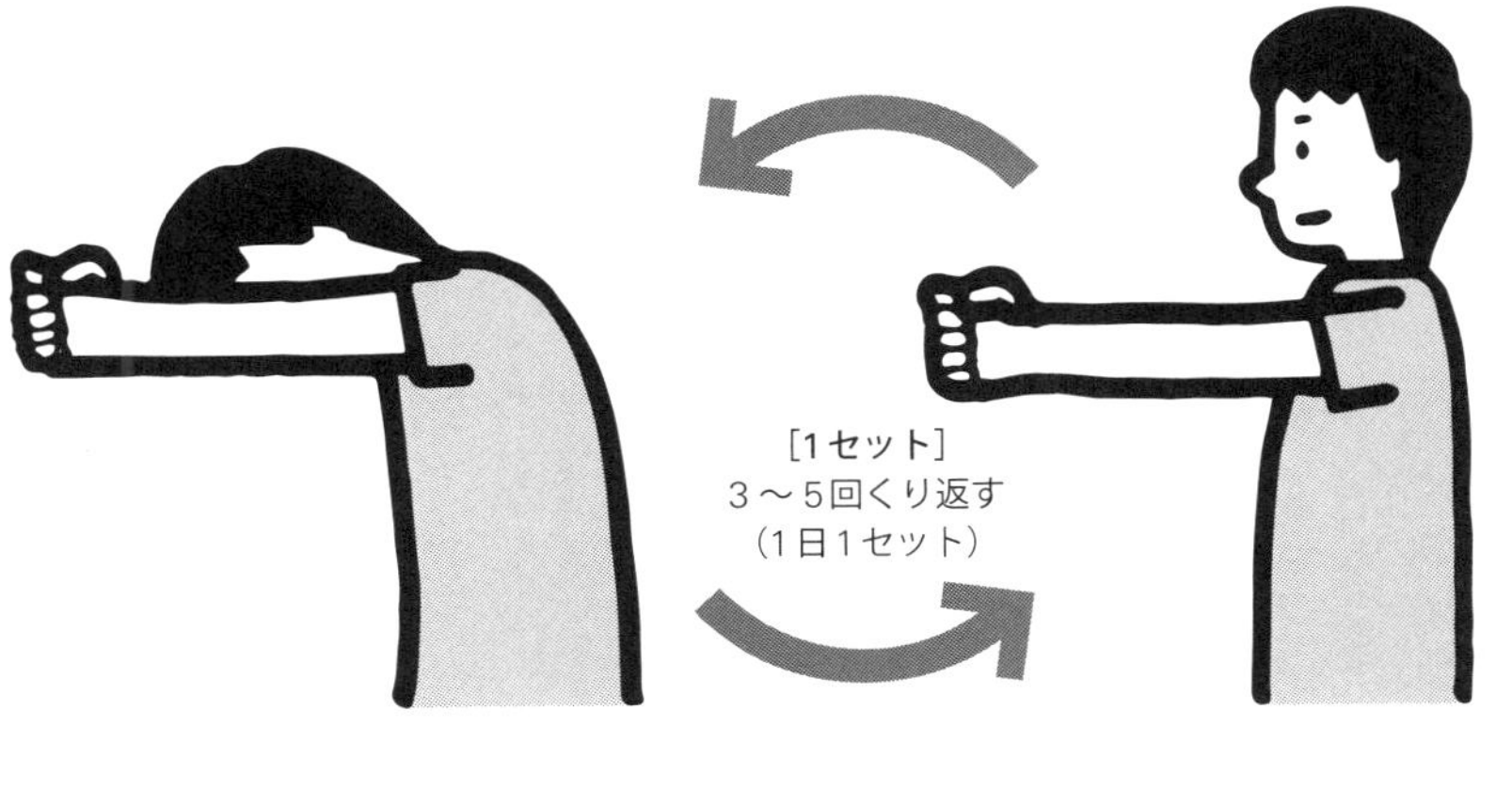

## D 9 太もものストレッチング

おしりや背中に手術歴のある人は、この運動をおこなう前に、主治医にやっていいかどうかを相談してください。

①頑丈な椅子の後ろに立ち、肩幅に開いた両足を、しっかり床につけます。ただし、膝をロックしないでください。

②右手で椅子の背もたれをつかんで、しっかりバランスをとります。

③左膝を曲げて左手で左足先をつかみます。このとき、左膝は床に向くようにしてください。左手が左足先に届かない場合は、ゴムバンド、ベルト、タオルなどを左足に巻いて、その両端を左手でつかみましょう。

④ストレッチ感を感じるまで、左足首を背中のほうに引っぱります。

⑤その位置で10～30秒静止してください。

⑥3～5回くり返します。

⑦左手で椅子の背もたれをつかんで、右足でも3～5回くり返します。

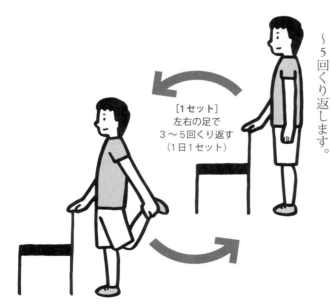

## D 10 ふくらはぎのストレッチング

多くの人はふくらはぎが硬いので、この体操は重要です。

①壁に前向きで、両腕の長さより少し離れて立ちます。

②肩の高さで肩幅に両手のひらを壁につき、寄りかかります。

③右足を一歩前に出して右膝を曲げます。両足を床につけたまま、左のふくらはぎがストレッチ感を感じるまで左膝を曲げます。決して無理をしないでください。抵抗感を感じない場合は、感じるまで右膝を曲げてください。

④その位置で10～30秒静止してください。

⑤ゆっくり元の位置に戻します。

⑥今度は反対の足でやってみてください。

⑦それぞれの側で３～５回くり返します。

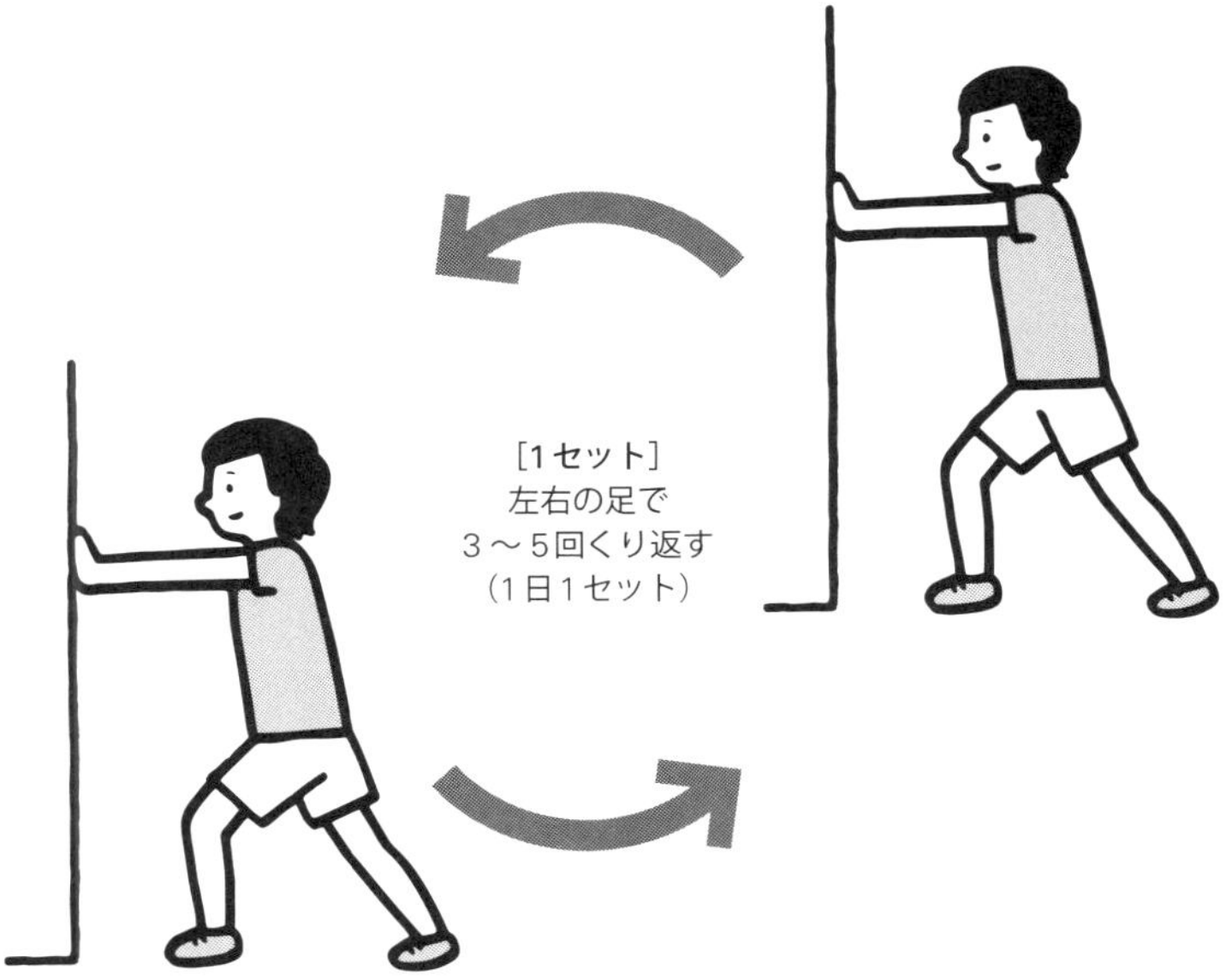
[1セット]
左右の足で
３～５回くり返す
（1日1セット）

## D 11 太ももとふくらはぎのストレッチング

おしりや背中に手術歴のある人は、この運動をおこなう前に、主治医にやっていいかどうかを相談してください。

①床にあおむけになって両足をそろえます。左膝を曲げて左足裏を床につけます。
②右膝を少し曲げながら、右足を高く上げます。
③上げた右足を両手でつかみます。頭や両肩は床につけたままでおこないます。
④右足の裏側にストレッチ感を感じるまで、ゆっくりと右足を身体に近づけます。
⑤その位置で10～30秒静止してください。
⑥3～5回くり返します。
⑦反対の足でも3～5回くり返します。

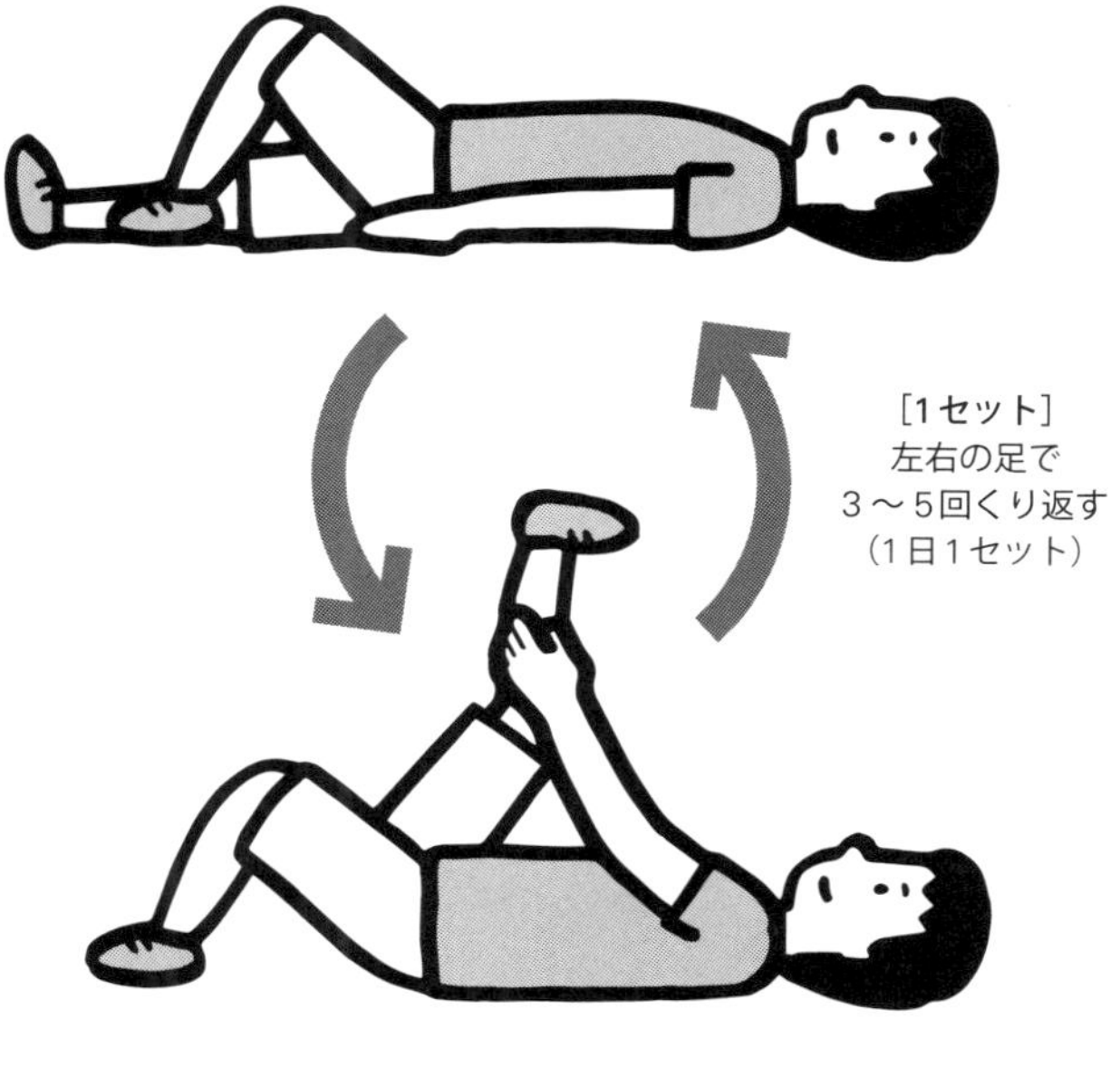
[1セット]
左右の足で
3～5回くり返す
(1日1セット)

## D 12 おしりと太もものストレッチング

おしりや背中に手術歴のある人は、この運動をおこなう前に、主治医にやっていいかどうかを相談してください。

①床にあおむけになって両足をそろえます。両膝を曲げて両足裏を床につけます。両肩は床面につけたままにします。
②左膝をゆっくりとできるだけ外側に開きます。その際、両足先が離れないようにするとともに、反対側の足を動かさないようにします。
③その位置で10〜30秒静止してください。
④膝を元の位置にゆっくり戻します。
⑤3〜5回くり返します。
⑥反対の足でも3〜5回くり返します。

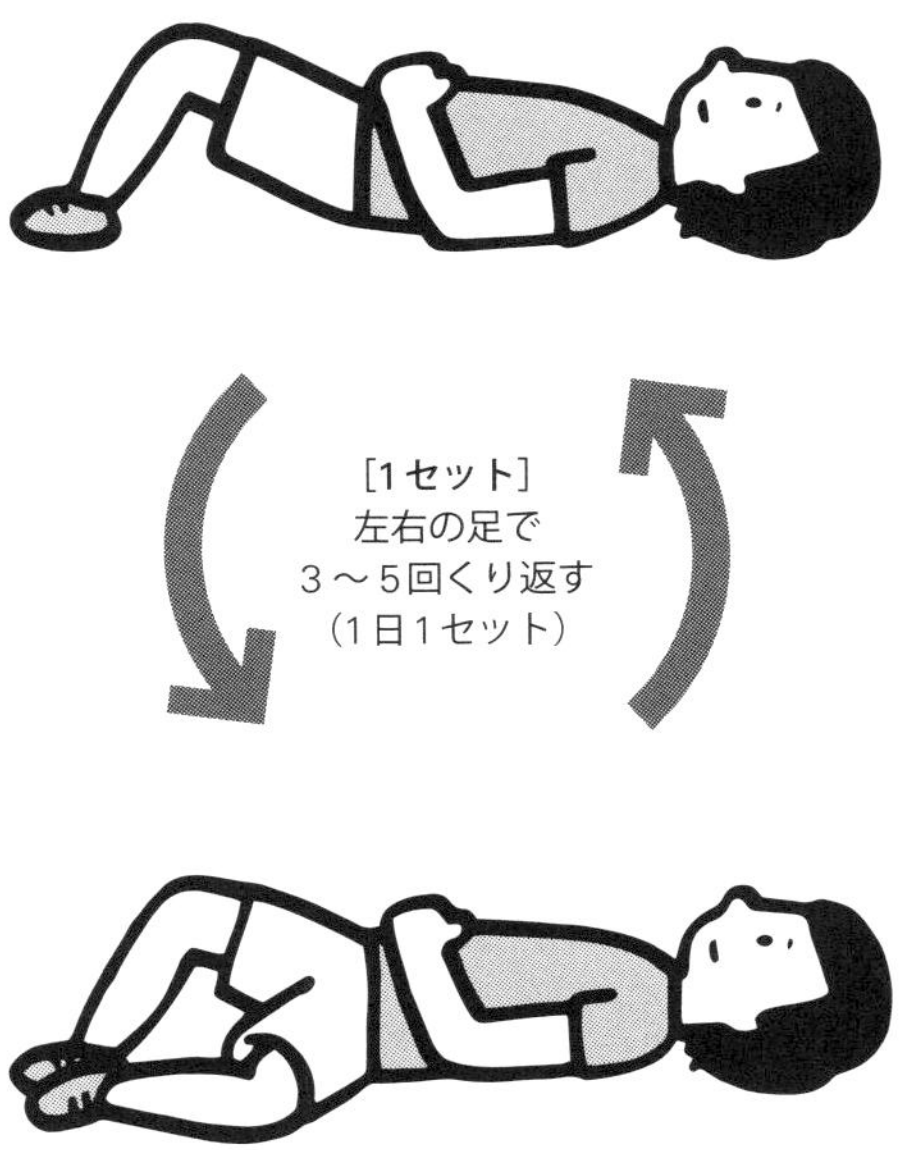
［1セット］
左右の足で
3〜5回くり返す
（1日1セット）

## D 13 腰まわりのストレッチング

骨盤《こつばん》のゆがみを改善します。おしりや背中に手術歴のある人は、この運動をおこなう前に、主治医にやっていいかどうかを相談してください。

①床にあおむけになって両足をそろえます。両膝を曲げて両足裏を床につけます。両腕を真横にのばし、両肩と一直線になるよう床面につけたままにします。

②両膝をそろえて曲げたまま、両足をゆっくりとできるだけ左側に倒していきます。

③その位置で10～30秒静止してください。

④両足を元の位置にゆっくり戻します。

⑤反対側でも同様におこないます。

⑥それぞれの側で3～5回くり返します。

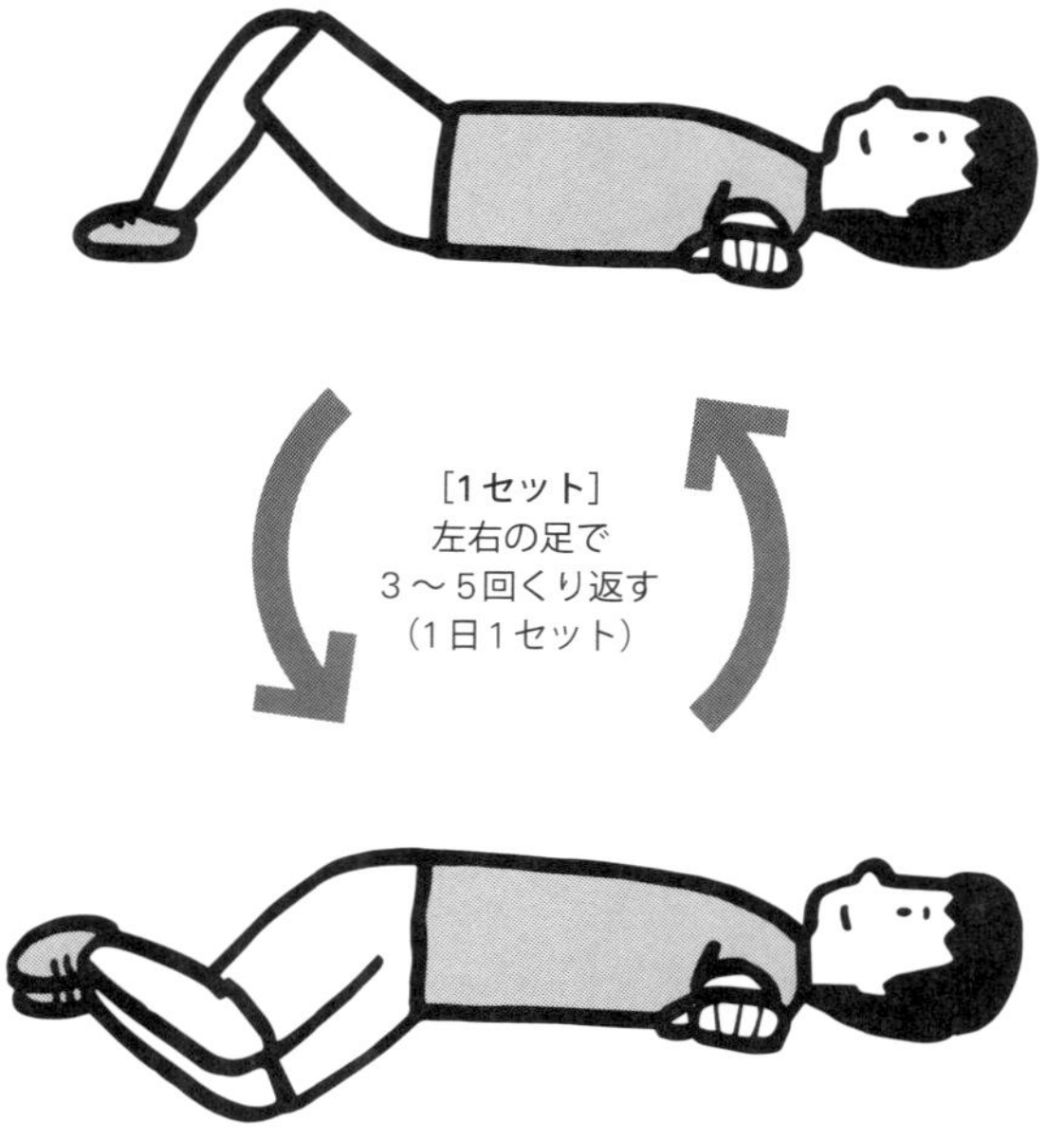
[1セット]
左右の足で
3～5回くり返す
(1日1セット)

## D 14 股関節のストレッチング

①右足の膝の内側に右手をそえ、軽く上げた状態で十分に外側に押し広げ、その位置で10〜30秒静止してください。
②次に太ももにそえた手を外側に押します。このときあまり外側に広げないようにして10〜30秒静止してください。
③反対側の足も同様におこないます。
④それぞれの側で3〜5回くり返します。

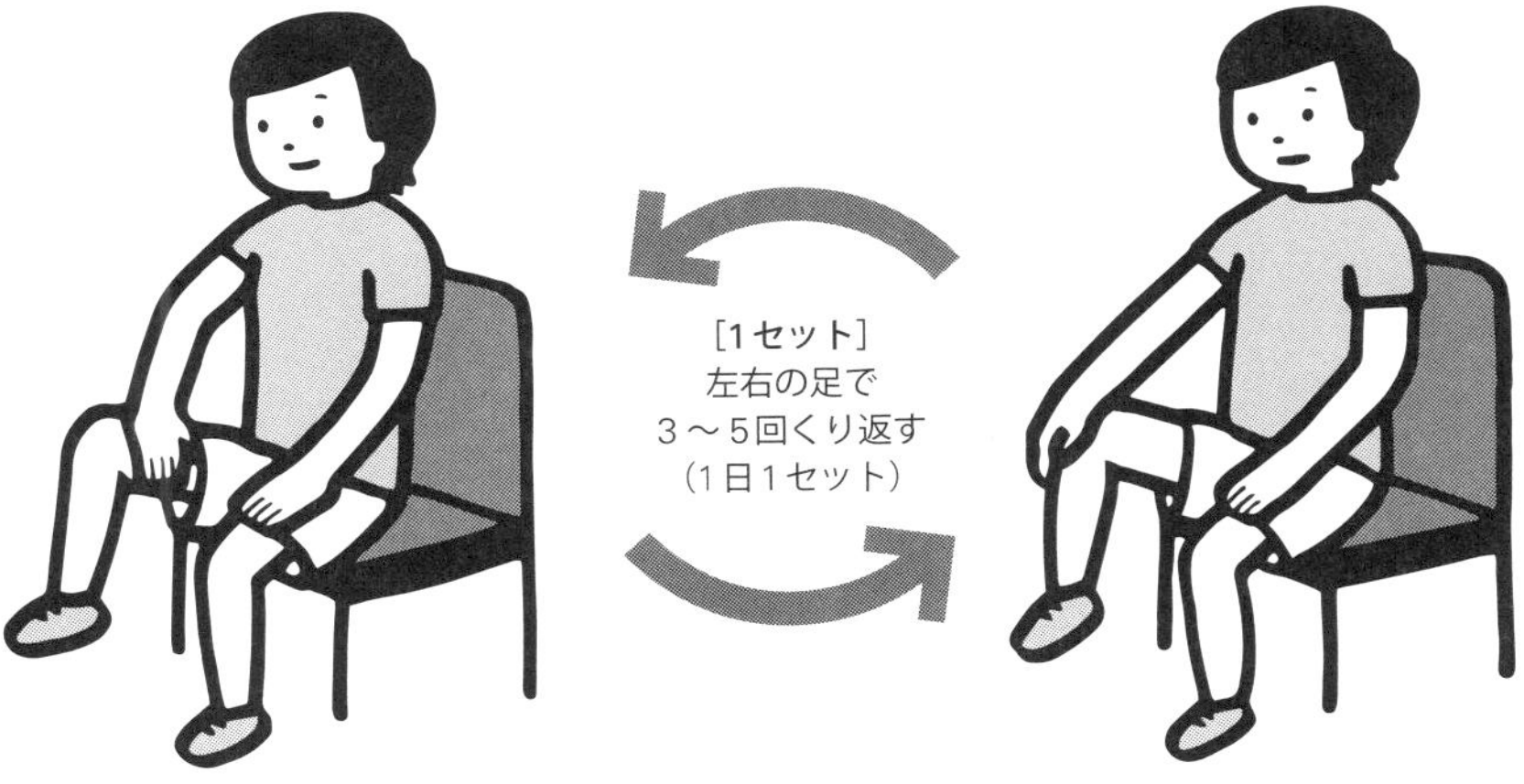
[1セット]
左右の足で
3〜5回くり返す
(1日1セット)

# 第6章　らくらく症状別・部位別運動療法のやり方

## E-1 血圧を下げる

らくらく長生き運動療法（B-1～B-4）が有効です。できるだけ毎日30分、あるいは週に180分おこないましょう。

運動以外のふだんの生活での歩行もふくめて、1日1万歩が目安になります。血圧が180/100 mmHg（上が180、下が100）以上の人は、塩分制限や高血圧の薬を飲んで血圧を下げてから運動をはじめましょう。

一方、らくらく長生き運動療法（B-1～B-4）は高血圧の予防もします。活発な運動習慣のある人に比べ、**運動習慣のない人は、高血圧を発症する危険性が35％も高まります。**

正常血圧の日本人男性勤労者約3500人を5年間追跡した研究では、体力レベルがもっとも高い群に比べ、**体力レベルがもっとも低い群は約2倍も高血圧の割合が高かった**、ということです。

## E-2 血糖値を下げる

高血圧の場合と同様に、らくらく長生き運動療法（B-1～B-4）が有効です。できるだけ毎日30分、あるいは週に180分おこないましょう。運動以外のふだんの生活での歩行もふくめて、1日1万歩が目安になります。

空腹時血糖値が250 mg/dl 以上の人は、食事療法や糖尿病《とうにょうびょう》の薬を飲んで血糖値を下げてから運動をはじめましょう。

運動療法の効果は、カロリーを消費できることばかりではありません。運動をすることで、骨格筋で糖をとりこむ能力が向上し、血糖値が下がります。

また、肥満、脂質異常症、高血圧などのコントロールも良好になり、動脈硬化《どうみゃくこうか》を抑制できます。最近では、**日頃熱心に運動している糖尿病患者は、ほとんどしない人に比べ死亡の危険性がほぼ半分に下がる**ことが、厚生労働省研究班の大規模調査で判明しました。

一方、らくらく長生き運動療法（B―1〜B―4）は糖尿病の予防もします。わが国のデータですが、**週に1回以上運動する人はそうでない人に比べ、糖尿病を発症する危険率が25%減少し、それも運動する回数が多ければ多いほど、低下します。**

糖尿病の予防にも、日頃の運動がとても重要だというわけです。

## E―3 肥満を解消する

らくらく長生き運動療法（B―1〜B―4）とらくらく若返り運動療法（C―1〜C―32）の組み合わせがおすすめです。

肥満は、食べすぎが最大の要因です。さらに、中年太りは加齢によって筋肉がやせ細り、代謝《たいしゃ》が悪くなることも原因の一つになります。

やせたいなら、食べるエネルギー量を減らすこと、そして消費するエネルギー量を増やすことの2つを同時におこないましょう。

**エネルギーの最大の消費者は筋肉**です。筋肉がいま以上にエネルギーを使うようになると基礎代謝は高くなります。

筋肉を鍛《きた》えることで、代謝を高めて脂肪が燃焼しやすい身体に改善することが可能です。

とくにエネルギーをたくさん使う大きな筋肉、すなわち、おしりと背中、腹筋、太ももの筋肉を鍛える（C―11～C―30）のが効果的です。

## E―4 転ばない身体にする

らくらく転ばぬ運動療法（A―1～A―3）がおすすめです。これでバランスを改善しましょう。

また、**加齢による筋力の低下は、上肢《じょうし》より下肢《かし》で大きい**のです。

立っている姿勢を保ち、安定した歩行をおこなうには、下肢の筋肉、とくに下腿三頭筋《かたいさんとうきん》（ふくらはぎ）、大腿四頭筋《だいたいしとうきん》（太もも）、臀筋群《でんきんぐん》（おしり）、そして背筋、腹筋の筋力が必要です。

平坦な道でつまずくのは、足を上げるときに使う太ももの筋肉（大腿四頭筋）やおなかの奥にある筋肉（大腰筋《だいようきん》）などが衰《おとろ》えてきたことを意味します。

また、パンツをはくときにバランスをくずすのは、骨盤と脊柱《せきちゅう》の姿勢を保つ筋肉（大腰筋）やふくらはぎの筋肉が、片足で立つときはとくに中臀筋《ちゅうでんきん》が、また片足があまり上がらないのは大腿四頭筋が衰えてきたことを意味します。

それらの筋力が低下すると転倒リスクが増大します。そこで、らくらく若返り運動療法（C―17～C―30）もおこなうとさらに効果的であるといえます。

## E 5 体力をつける

体力には、筋力、瞬発力、持久力、バランス力などがありますが、長生きにいちばん大きく関係する体力は持久力です。

持久力の向上にはらくらく長生き運動療法（B 1〜B 4）が有効です。できるだけ毎日30分、あるいは週に180分おこないましょう。

運動以外のふだんの生活での歩数も加えて、1日1万歩が目安になります。

## E 6 さっそうと歩く

60歳を越える頃から、歩く能力も急激に低下します。パタパタと歩くリズム（1分間の歩数）はあまり変わりませんが、歩幅がぐんと狭くなり、その結果、歩行スピードがガクンと落ちてしまいます。

幼児の摺《す》り足歩行は、通常7歳半で正常歩行となるのですが、体力の衰えた高齢者では、ふたたび摺り足歩行が見られるようになります。

さっそうと歩くにはふくらはぎ（C 25）とおしりのトレーニング（C 17〜C 20、C 26、C 27）がいちばんです。

歩幅がやや広めのさっそうとした歩き方は、つま先でしっかりと蹴《け》りだしができているからこそ。この蹴りだしをサポートするのが、ふくらはぎとおしりの筋肉です。

筋肉を強化することで、若々しい歩き方をキープしましょう。

## E 7 きびきびと動く

きびきびと動くには体力の向上が必須です。体力には、筋力、瞬発力、持久力、バランス力などがありますが、きびきびと動くのにいちばん大きく関係する体力は瞬発力が重要で、そのためには足の速筋《そっきん》（瞬間的に大きな力を出せる筋肉）を鍛えることが必要です。

椅子に座っておこなう安全な速筋トレーニングは図（E-7-1）のとおりです。

## E 8 柔軟性を高める

らくらくケガなし運動療法（D-1〜D-14）がおすすめです。身体中の関節を適度に動かしますが、**全身の関節をよく動かす**ことを習慣づけておけば、柔軟性の低下を抑えることができます。

腰を落とさないと落ちているものが拾えない人は、腰関節の柔軟性がなくなってきたことが原因としてあげられます。D-11〜D-14の運動がおすすめです。

関節をあるポジションで止めておくことは、柔軟性を低下させる最大の要因です。

また、まれに脊柱が硬くなる病気のためかもしれないので、整形外科専門医に診《み》てもらいましょう。

## E 9 疲れにくくする

疲れにくくするには体力の向上が必須です。前にも述べたように、体力には、筋力、瞬発力、持久力、バランス力などがありますが、疲れにくくするのにいちばん大きく関係するのは持久力で、そのためにはらくらく長生き運動療法（B-1〜B-4）が有効

## E 7 1 速筋トレーニング

椅子に座っておこなう、転倒などの心配のない安全な速筋トレーニング法です。

きびきびとした動作やとっさの敏捷性《びんしょうせい》をとり戻すことができるはずです。

①椅子に浅めに腰かけます。

②できるだけ速く、小刻みに足踏みを3秒おこないます。腕をいっしょに振るのもいいでしょう。

③休みながら3～5回くり返します。

④可能なら1日3セットおこないます。

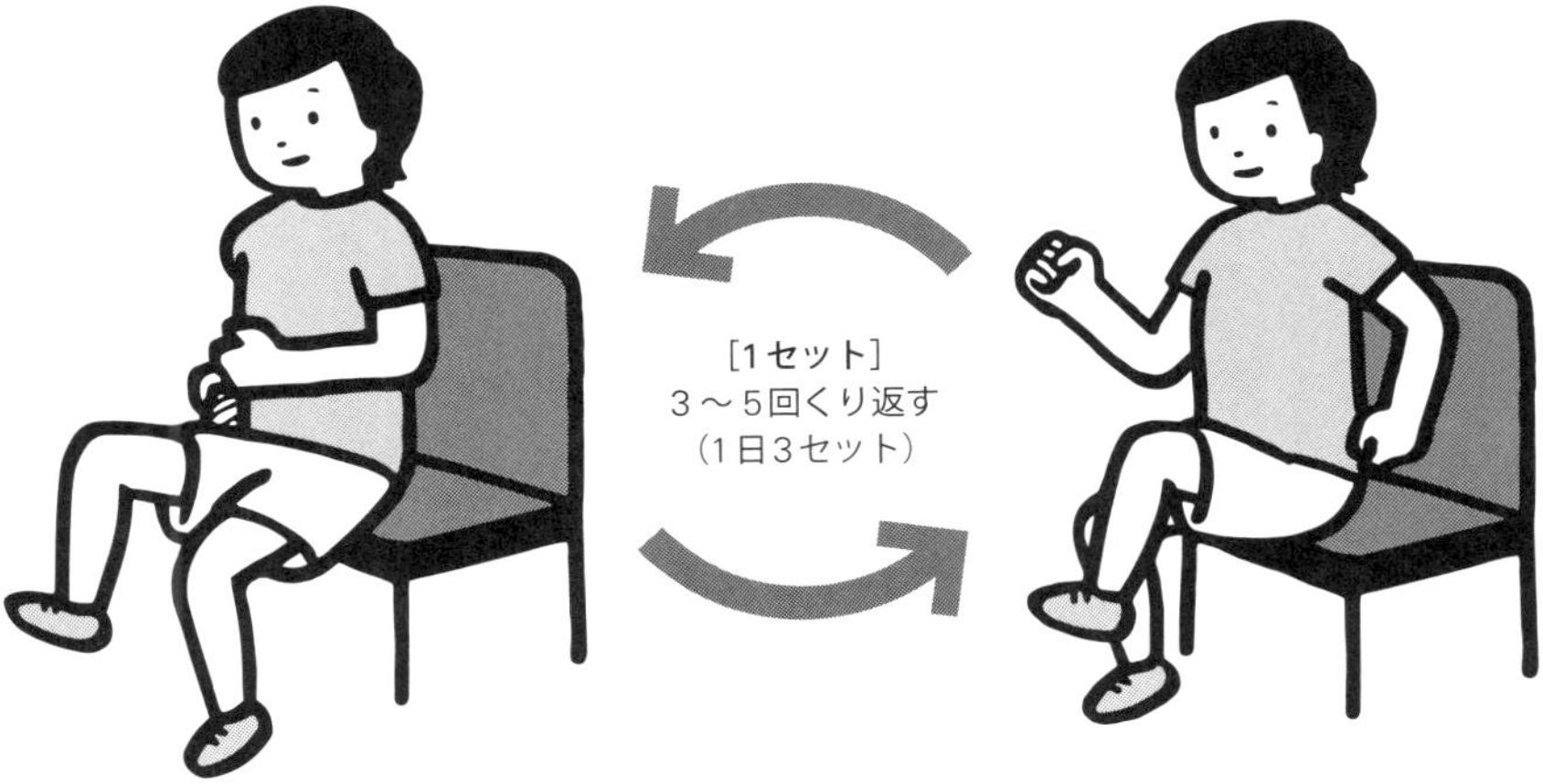

です。

また、長時間重いものを持っていられない、長時間立っているのがつらい場合などは、それぞれに働く筋肉の持久力と瞬発力を鍛える必要があります。

直立姿勢を維持するために、背骨をのばす筋肉（脊柱起立筋《せきちゅうきりつきん》）、骨盤と脊柱の姿勢を保つ筋肉（大腰筋）、ふくらはぎの筋肉を鍛える必要があります。らくらく若返り運動療法（C-11、C-12、C-17～C-25）を加えるといいでしょう。

## E-10 動悸や息切れを減らす

らくらく長生き運動療法（B-1～B-4）が有効です。この運動は心臓や肺の病気の人でも有効です。

私の専門の内臓疾患《しっかん》のリハビリテーション（専門的には内部障害リハビリテーションといいます）でも中心的な役割を担《にな》っています。循環器科専門医、呼吸器科専門医、リハビリ科専門医の指導の下におこなってください。

## E-11 家の掃除を楽にする

背中、肩、首を強くして家の掃除や掃除機がけを楽にします。

らくらく若返り運動療法（C-1～C-12）がおすすめです。

## E-12 孫を抱いたり重いものを持つのを楽にする

前腕を強くするらくらく若返り運動療法（C-1～C-10）がおすすめです。

## E 13 車の乗り降りを楽にする

車の乗り降りで使用する腹直筋《ふくちょくきん》、大腿四頭筋を鍛える、らくらく若返り運動療法（C 30）がおすすめです。

## E 14 車の車庫入れを楽にする

後方視をする際にひねる背中・わき腹のストレッチングをおこなう、らくらくケガなし運動（D 7）がおすすめです。

## E 15 首のこりをとる

首のこりと肩こりは同じ原因の場合もあります。

首、肩、上背部のらくらくケガなし運動（D 1〜D 3、D 8）がおすすめです。E 16 1もご参照ください。

## E 16 肩こりや肩痛（五十肩）をなおす

肩こりは、主に頭や腕が僧帽筋《そうぼうきん》に対して過大な負荷になったときに起こる症状です。

若い頃より肩こりがひどくなったという人は、僧帽筋の衰えが考えられます。肩こりの治療・予防には僧帽筋を中心にストレッチングをおこないます。

らくらくケガなし運動（D 1〜D 3、D 8）がおすすめです。

## E 17 腰痛をなおす

**腰痛の原因の8割は、運動不足**といわれています。

とくに腹筋と背筋が衰えると、バランスが悪くなり、しっかりと上半身をささえることができなくなります。そうなると、無理な体勢や姿勢をとることになり、腰痛の原因になってしまうのです。

運動不足による肥満も腰痛の原因になると考えられます。

腰痛は運動不足を解消すると改善します。とくに、らくらく長生き運動療法（B-1〜B-4）や、腰や背中のストレッチング（D-6〜D-8、D-13）がおすすめです。これらは、腹筋と背筋をのばす筋力強化と、血流アップ効果で腰痛を改善します。

**腰痛のときには、痛くない方向に運動するのが基本**になります。背中を後ろに反《そ》らせると痛い場合は、前に曲げる運動をする。逆に前に曲げると痛い場合は、後ろに反る。ハードにやると逆効果になりますが、軽く何回かやることで、ずいぶん痛みは改善されるはずです（E-17-1〜E-17-3）。

根本的に痛みを和《やわ》らげるためには、大腰筋や脊柱起立筋といった体幹の筋肉を強化すると効果的です（C-11〜C-24）。

適度な運動で8割の腰痛が改善されます。デスクワークなど同じ体勢を長時間とる人は、1時間に1回程度腰のストレッチングをすると、腰痛の予防にもなります。

しかし、腰痛が改善しなかったり、ひどくなったりした場合は、他に原因があるかもしれませんので整形外科医に診察してもらいましょう。

## E-18 膝痛をなおす

膝《ひざ》には筋肉がなく、太ももの前面の大腿四頭筋をはじめとする膝関節を動かす働きを持ついろいろな

## E 16 1　首のこり・肩こり・腰痛に悩まされない座り方

①頭を起こして、背すじをのばして椅子に座ります。

②両肘をテーブルにのせ、肩と首の筋肉をリラックスさせます。

③座面はクッションや座布団を置いて10センチくらい高くすると、腰の位置が高くなり、肩や腰への負担が軽くなります。

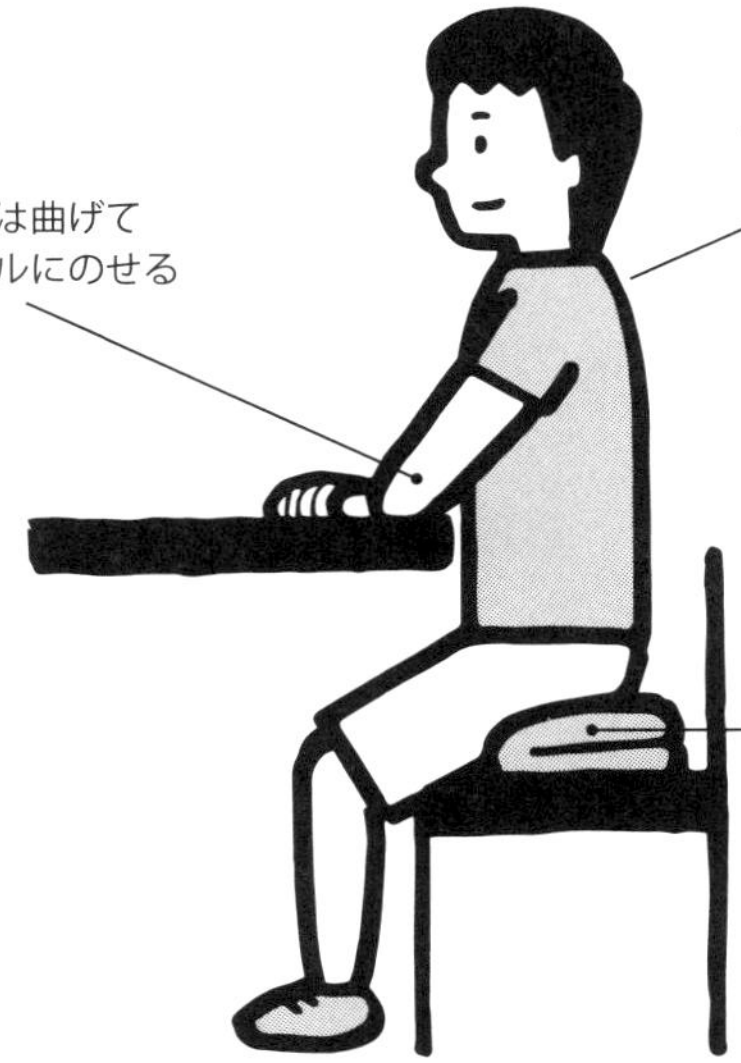
頭を起こし、
背すじはのばす
両肘は曲げて
テーブルにのせる
座面を
クッションなどで
高くする

## E 17 1 腰の負担を軽くする

①椅子を用意して、あおむけになり、膝から下を座面にのせます（膝と太もものつけ根がそれぞれ直角になるのが理想的）。

②5～10分、この姿勢でリラックスします。

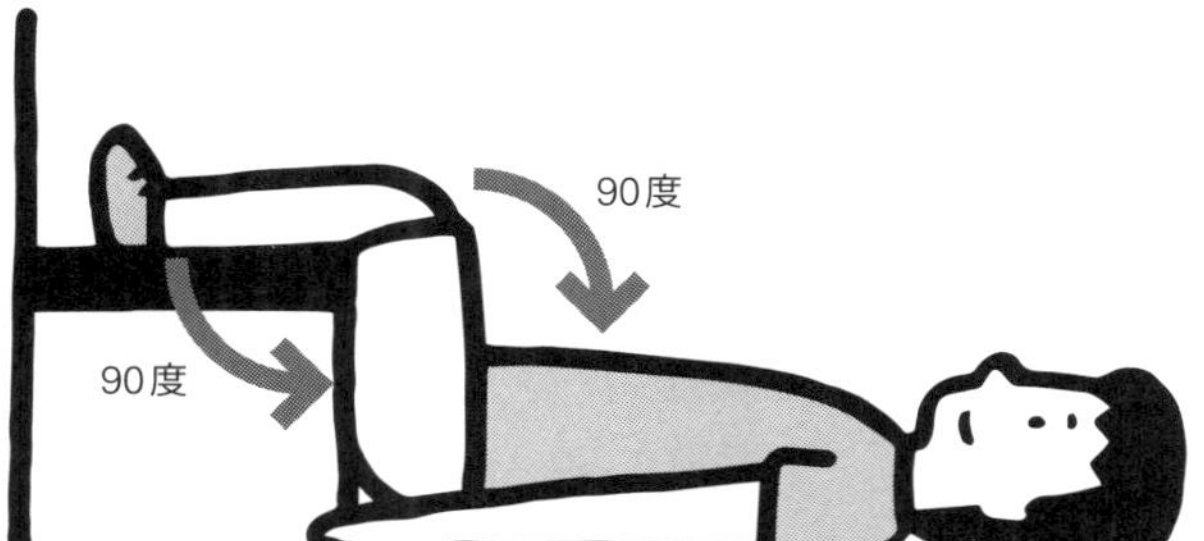


5～10分、
この姿勢でリラックス

## E 17 2 トランクカール

①あおむけになって、膝を立て、両足をそろえます。
②腕は胸の前で交差させます。
③息を吐きながら、ゆっくり上体を起こします。おへそをのぞきこむようにするといいでしょう。
④息を吸いながら、ゆっくり上体を戻します。
⑤これを5～10回くり返します。これが1セットです。
⑥可能なら1日3セットおこないます。



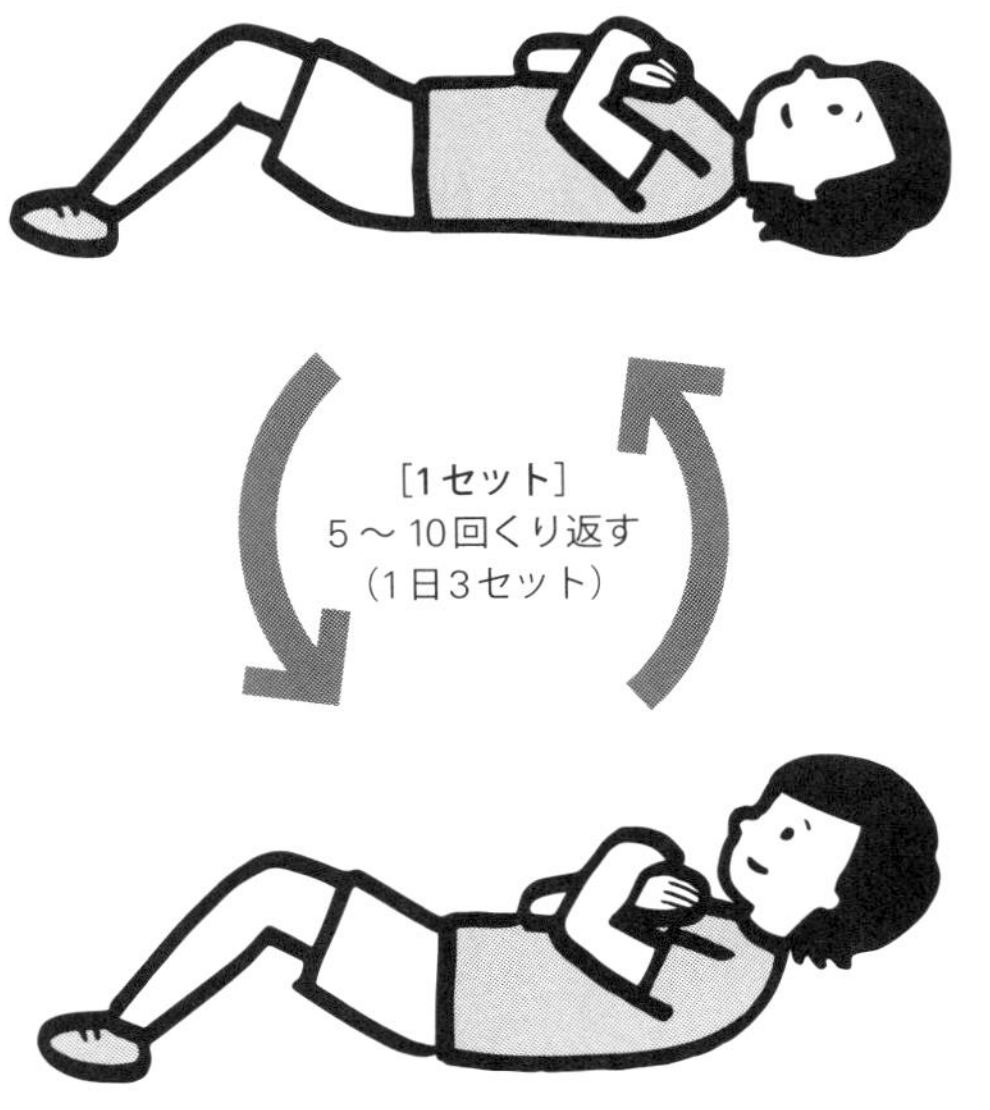

## E 17 3 トランクカール（上級レベル）

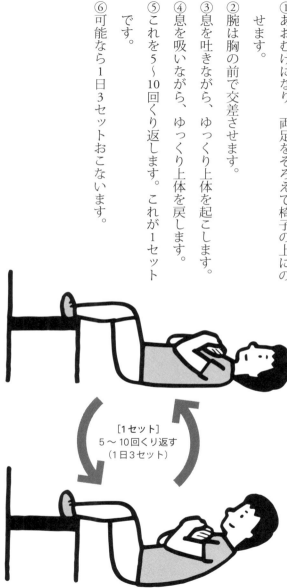

①あおむけになり、両足をそろえて椅子の上にのせます。
②腕は胸の前で交差させます。
③息を吐きながら、ゆっくり上体を起こします。
④息を吸いながら、ゆっくり上体を戻します。
⑤これを5～10回くり返します。これが1セットです。
⑥可能なら1日3セットおこないます。

筋肉が、膝がねじれないようにキープしています。

それらの筋肉の力が落ちてくると、膝のポジションが微妙に狂ってきます。それで膝が痛くなるのです。膝痛の治療には、膝関節の上下運動があります。C-29の大腿四頭筋を鍛える足上げがおすすめです。

## E-19 背すじをのばす

背中が丸まるのは、背中の筋肉が弱くなっているように思われがちですが、むしろ腰椎《ようつい》と骨盤のポジションをキープする体幹の筋肉（とくに大腰筋が重要）が弱くなったことを示します。

背中を丸めるのは、そのほうが身体の重心をキープしやすいからです。

高齢の方であごが前に出ている人がいますが、これは背中を丸めるだけでは重心を維持できなくなったからです。

また、胸郭《きょうかく》を広げることも姿勢のよさにつながります。

大腰筋を鍛えるC-19〜C-24、胸郭を広げるD-5の運動をおすすめします。

## E-20 バストアップする

小胸筋《しょうきょうきん》、大胸筋《だいきょうきん》、広背筋《こうはいきん》を鍛えます（C-1〜C-3）。

また、E-20-1のような手合わせ運動が手軽にでき、おすすめです。

両手を胸の前で合わせ、ゆっくり力を入れます。そして息を吐きながら手を前に。肩の位置は動かさない。ペットボトルをはさむのもOKです。

## E-21 二の腕を引きしめる

二の腕は意識的に動かさないと、筋肉が減少し、脂肪が増え、たるみがちになります。二の腕のたるみは年齢を感じさせやすい部位の一つです。

腕を曲げるときに使う上腕二頭筋《じょうわんにとうきん》、のばすときに使う上腕三頭筋《じょうわんさんとうきん》の両方を鍛えます（C-1〜C-4、C-7〜C-10）。

## E-22 おなかポッコリをなおす

おなかは皮下脂肪がつきやすいうえ、筋力が弱るとささえきれなくなった内臓がたれ下がり、ぽっこりとしてしまいがちです。

ダイエットをして腹部の皮下脂肪、内臓脂肪を減らすとともに、腹部の表面近くにある腹直筋というアウターマッスルと、深部で内臓をささえている腹《ふく》横筋《おうきん》というインナーマッスルを鍛えます（C-13〜C-16）。

この両方を一度にトレーニングすることで、おなか全体を引きしめることを目指します。ドローイン（おなか引っこめ体操）（E-22-1、E-22-2）がおすすめです。いつでもどこでもできるので便利です。

## E-23 腰のくびれを手に入れる

さらに、腹直筋、内腹斜筋《ないふくしゃきん》、外腹斜筋《がいふくしゃきん》を鍛えます（C-13〜C-16）。

ドローインにニーツーチェスト（C-15、C-16）を左右各5〜10回加えます。**息を止めないでおこないましょう。**

## E 20 1 手合わせ運動

①背すじをのばして、姿勢をよくし、胸の前で両手を合わせます。
②肘は肩のラインまで上げます。
③15秒くらい、ゆっくり息を吐きながら、肩の位置は動かさずに手のひらを押しながら、少し前方に出します（雑誌や本、ペットボトルなどをはさむのもいいです）。
④両手を胸の位置に戻し5～10回くり返します。
⑤可能なら1日3セットおこないます。



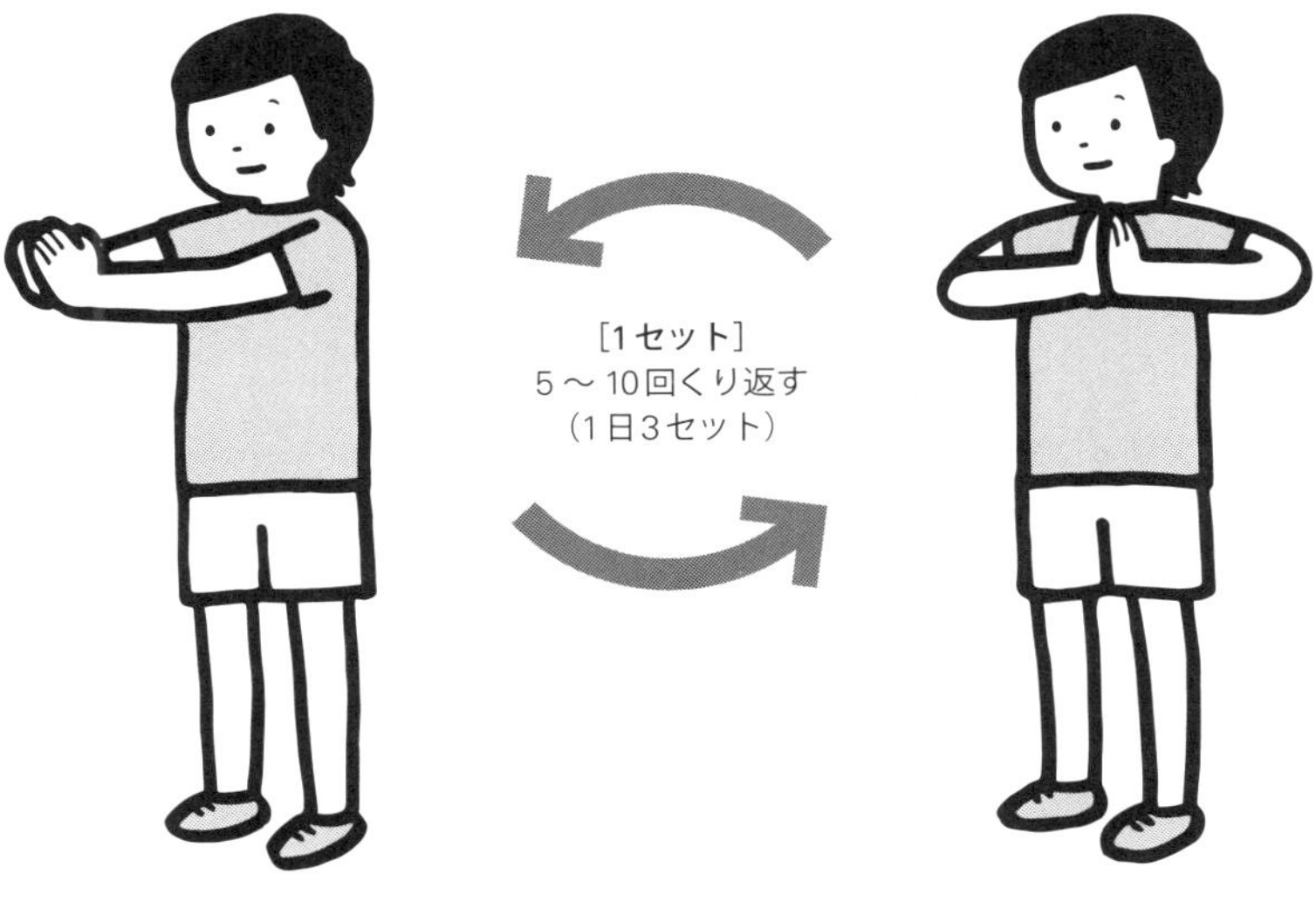

## E 22 1 ドローイン1

①背すじをのばして立ち、足は腰幅に開きます。
②鼻からゆっくり5秒で息を吸い、おなかをグーッとふくらませます。
③口で細く、5秒で息を吐きながら、おへそを中心におなかをへこませていきます。
④おなかの中の空気をすべて出しきります。
⑤5～10回くり返します。これが1セットです。
⑥可能なら1日3セットおこないます。

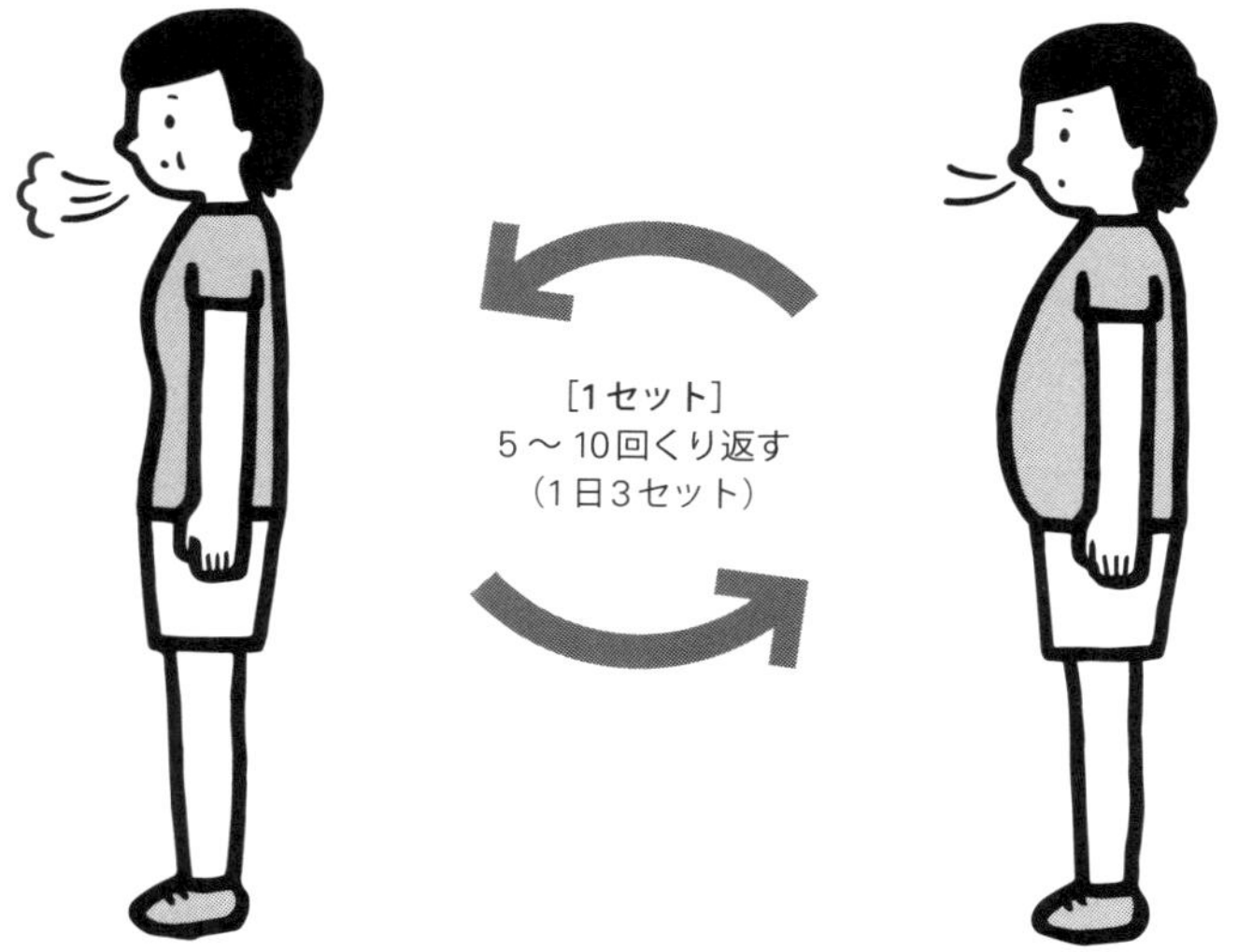

## E 22 2 ドローイン２

①あおむけに寝て足を腰幅に開き、膝を立てます。
②鼻からゆっくり５秒で息を吸い、おなかをグーッとふくらませます。
③口で細く、５秒で息を吐きながら、おへそを中心におなかをへこませていきます。
④おなかの中の空気をすべて出しきります。
⑤５～10回くり返します。これが１セットです。
⑥可能なら１日３セットおこないます。

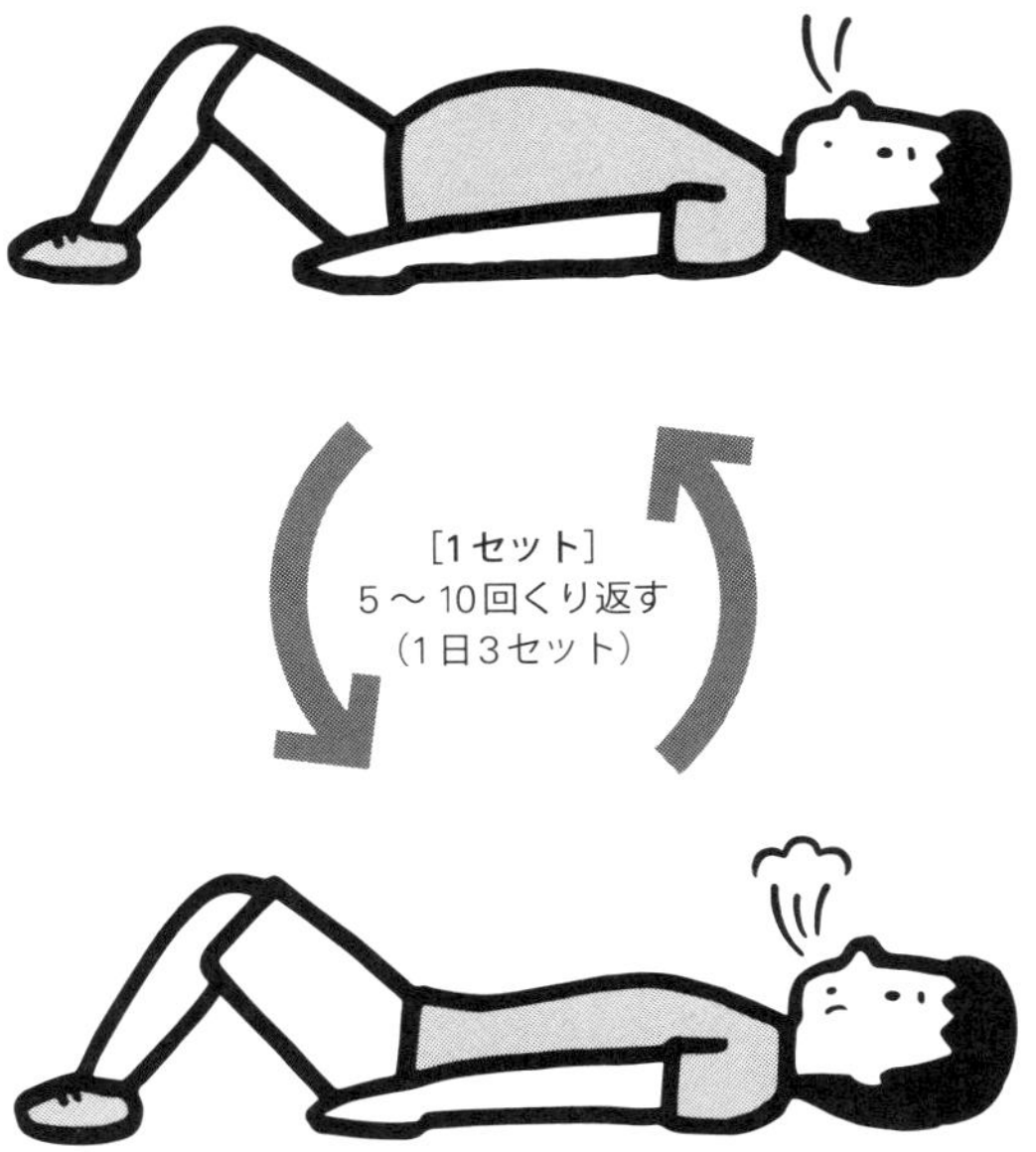

## E-24 太ももを引きしめる

大腿四頭筋、ハムストリングスを鍛えます（C-21〜C-24、C-27〜C-30）。

## E-25 ヒップアップする

おしりの表面全体を引きしめている大臀筋《だいでんきん》と、丈夫でおしりをつりあげている中臀筋《ちゅうでんきん》の両方を動かすらくらく若返り運動療法（C-17〜C-28）がおすすめです。

## E-26 美脚を手に入れる

腓《ひ》腹筋《ふくきん》、ヒラメ筋を鍛え、ふくらはぎの形をよくします。らくらく若返り運動療法（C-25）が有効です。

## E-27 シワやシミを増やさない

シワやシミは皮膚の老化が原因です。**運動不足は皮膚の老化を確実にすすめます。**すなわち、運動不足により皮膚の血管にも動脈硬化が起こって皮膚の血流が減少し、皮膚にいく酸素や栄養分が減るために、皮膚を構成している細胞が死んだり、線維に傷がついたりして、シワやシミなどにつながります。

シワやシミを増やさないためには、らくらく長生き運動療法（B-1〜B-4）が有効です。らくらく長生き運動療法で血管内皮細胞の働きが促進され、血管が拡張することで、血流が増加します。

そうやって皮膚の血流がよくなると、皮膚組織が保護されます。すなわち、皮膚の老化防止に効果的なのです。いつまでもきれいな肌でいたい人には、運動が必要です。

## E 28 更年期障害を軽くする

運動は更年期《こうねんき》障害の予防や治療にも役立ちます。らくらく長生き運動療法（B―1〜B―4）で更年期障害を軽くする効果があることが報告されています。

運動をすることにより、「ほてり」「のぼせ」などの血管運動神経失調症状、「めまい」「倦怠感《けんたいかん》」「筋肉痛、関節痛」「頭痛」などの症状が著《いちじる》しく改善します。

運動習慣のない更年期障害の女性が運動をおこなうと、外出による気分転換の効果が期待されます。運動後に爽快《そうかい》な気分を得るばかりでなく、一緒に運動をおこなった人々と談笑することで、更年期障害の不快感や悩みを打ち明けあい、お互いに励ましあって、いわゆるカウンセリング的な効果も期待されます。

## E 29 冷え性をなおす

**身体の熱は、60％を筋肉で、残りを脂肪組織、腎臓《じんぞう》や肝臓《かんぞう》などで生産しています。**そこでつくられた熱エネルギーが血液とともに身体中に循環し、体温を保っています。

寒さが苦手になった、指先が冷たくなるようになったという人は、熱生産能力が低下したのが原因と考えられます。つまり、身体全体の筋肉量が減ってきているということです。

冷え性をなおすには、血液循環をよくするらくらく長生き運動療法（B―1〜B―4）と熱産生の中心である筋肉量を増やすらくらく若返り運動療法全般が効果的です。

## E 30 尿漏れをなおす

尿漏《にょうも》れは多くの女性が抱える悩みです。尿漏れには腹圧性《ふくあつせい》と切迫性《せっぱくせい》の2つのタイプがあります。

腹圧性の尿漏れは、重い荷物を持ったり、くしゃみや咳《せき》をしたりしたとき、尿が漏れる症状です。切迫性の尿漏れは、トイレに行きたいと思うと我慢ができなくなり、尿が漏れてしまう症状です。

どちらの尿漏れにも、**骨盤底筋群《こつばんていきんぐん》を強くする体操が有効**です。体操の基本は、肛門《こうもん》や膣《ちつ》まわりの筋肉をゆっくり締めることです。まず3秒間、慣れてきたら10秒間、締めたまま維持してみましょう。呼吸のリズムはふつうにしてください。

E-30-1～E-30-7の体操を就寝前や朝起きたときなどに少しずつおこなってみてください。できれば各体操、5～10回ずつ、1日2～3回、最低3ヵ月続けてみましょう。かなり効果があるはずです。

## E 31 骨粗しょう症を予防する

骨量を増加させるには、その骨に力をかけることが必要で、力としては、軽い運動よりはきつめの運動、持続的な荷重よりは断続的な荷重（つまり、いっときに思いきり力を出すような運動）が、効果が高いことが明らかになっています。

したがって、骨のことを考えれば、若い人には飛んだり跳《は》ねたりの激しい運動がすすめられるものの、中高年の場合は、筋力が不足していたり、関節痛を起こしてしまったりで、なかなか困難です。といって、らくらく長生き運動療法（B-1～B-4）だけでは刺激が足りないので、スクワット（C-21、C-22）など下肢を中心としたらくらく若返り運動療法、ま

## E 30 1 下腹部筋と骨盤底筋の運動

①５秒で息を吸いながら、おへそを前に出すように背すじをのばします。
②５秒で息を吐きながら、おしっこを止めるように力を入れ、おへそを元に戻します。
③５～10回くり返します。これが１セットです。
④可能なら１日３セットおこないます。

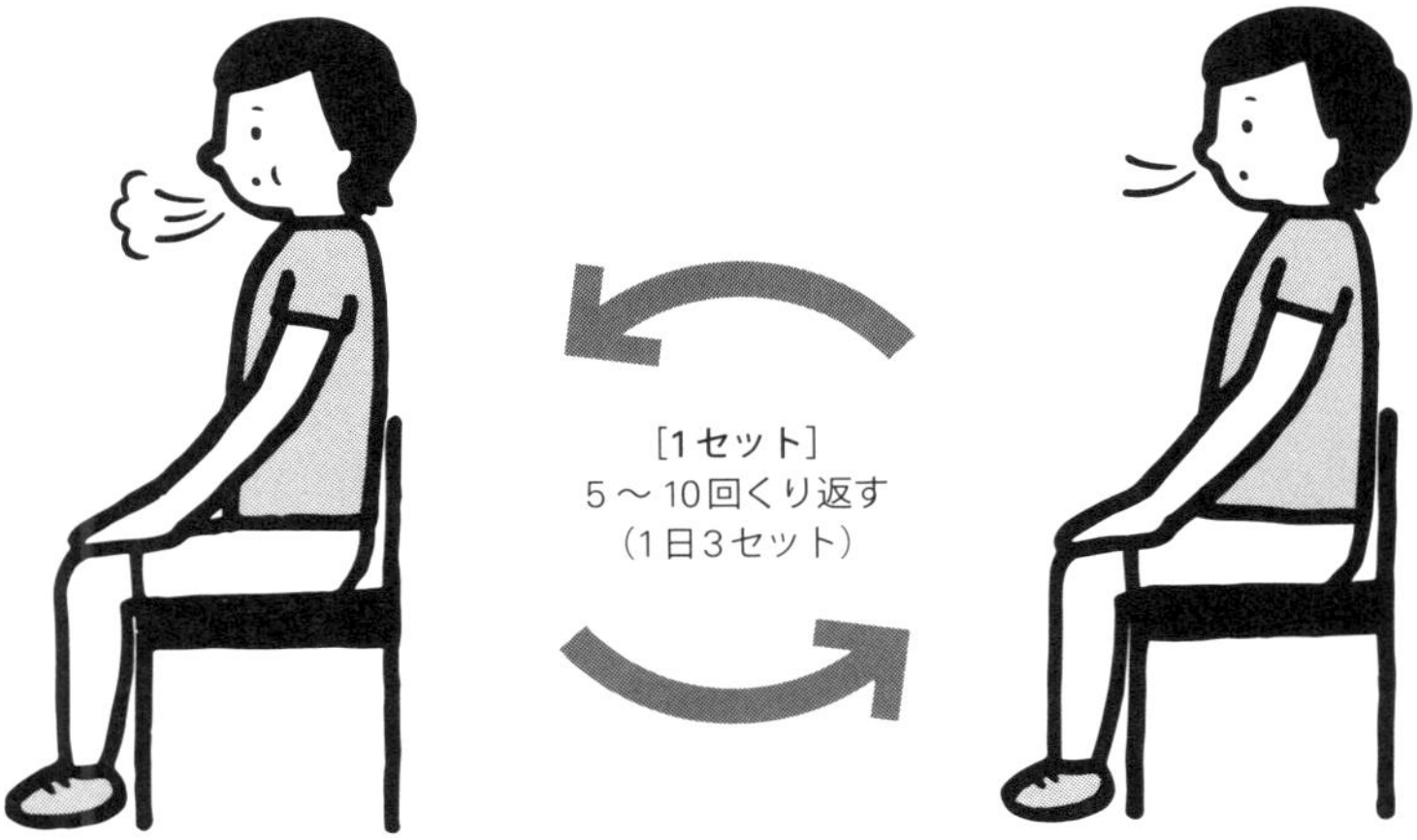

# E 30 2 下腹部筋・骨盤底筋・股関節筋の運動

①足を肩幅くらいに広げ、膝とつま先を斜《なな》め外に向けて立ちます。
②上体を起こしたまま、5秒で息を吸いながら膝を曲げます。
③5秒で息を吐きながら、身体を上へ持ちあげます。同時に、おしっこを止めるように力を入れます。
④5〜10回くり返します。これが1セットです。
⑤可能なら1日3セットおこないます。

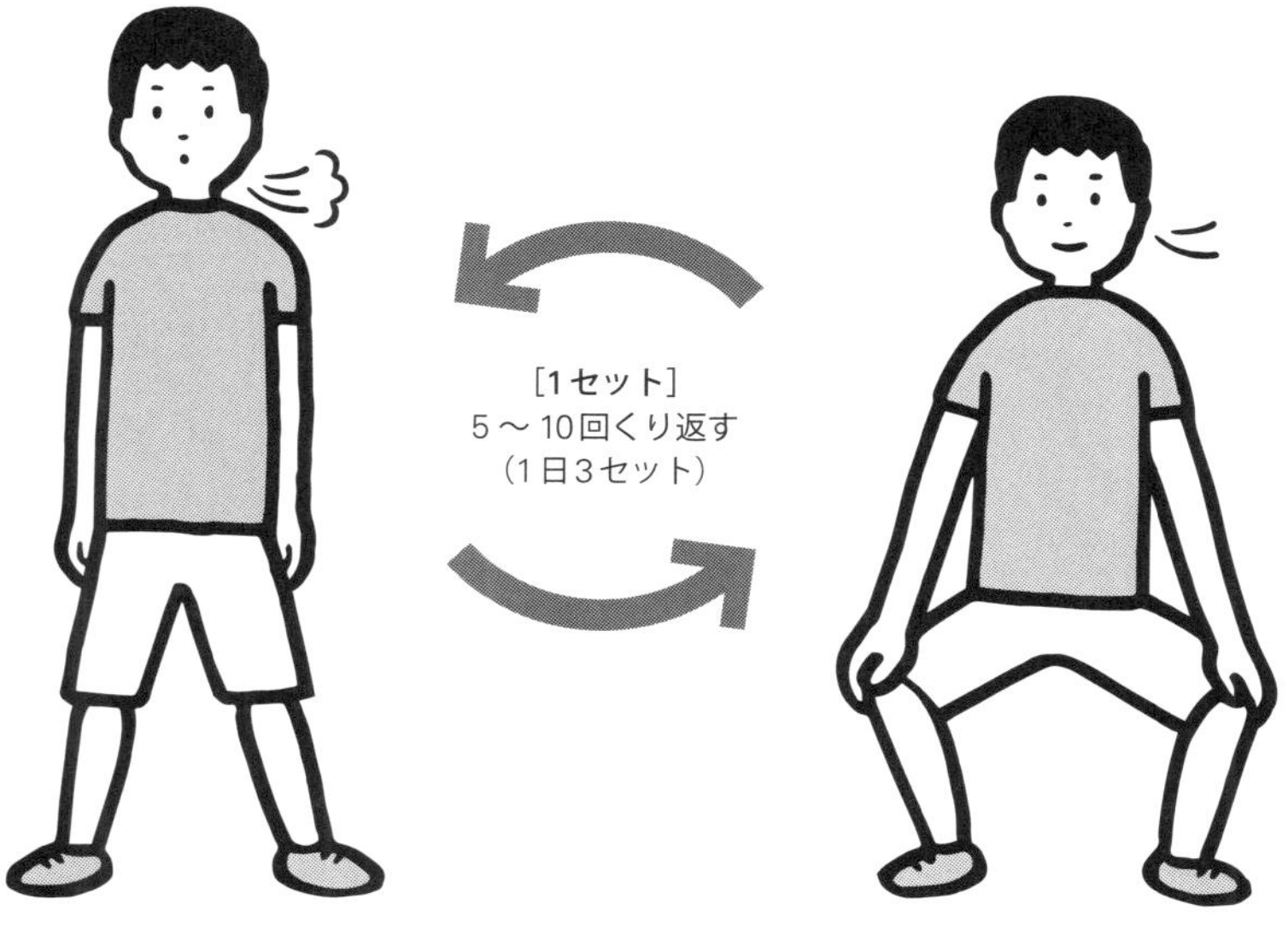

## E 30 3 日常動作での骨盤底筋の運動

①踏み台の上に立ち、5秒で息を吐きながら、おしっこを止めるように力を入れます。
②力を入れたまま、踏み台からゆっくり片足を下ろし、また戻します。
③5～10回くり返します。これが1セットです。
④可能なら1日3セットおこないます。

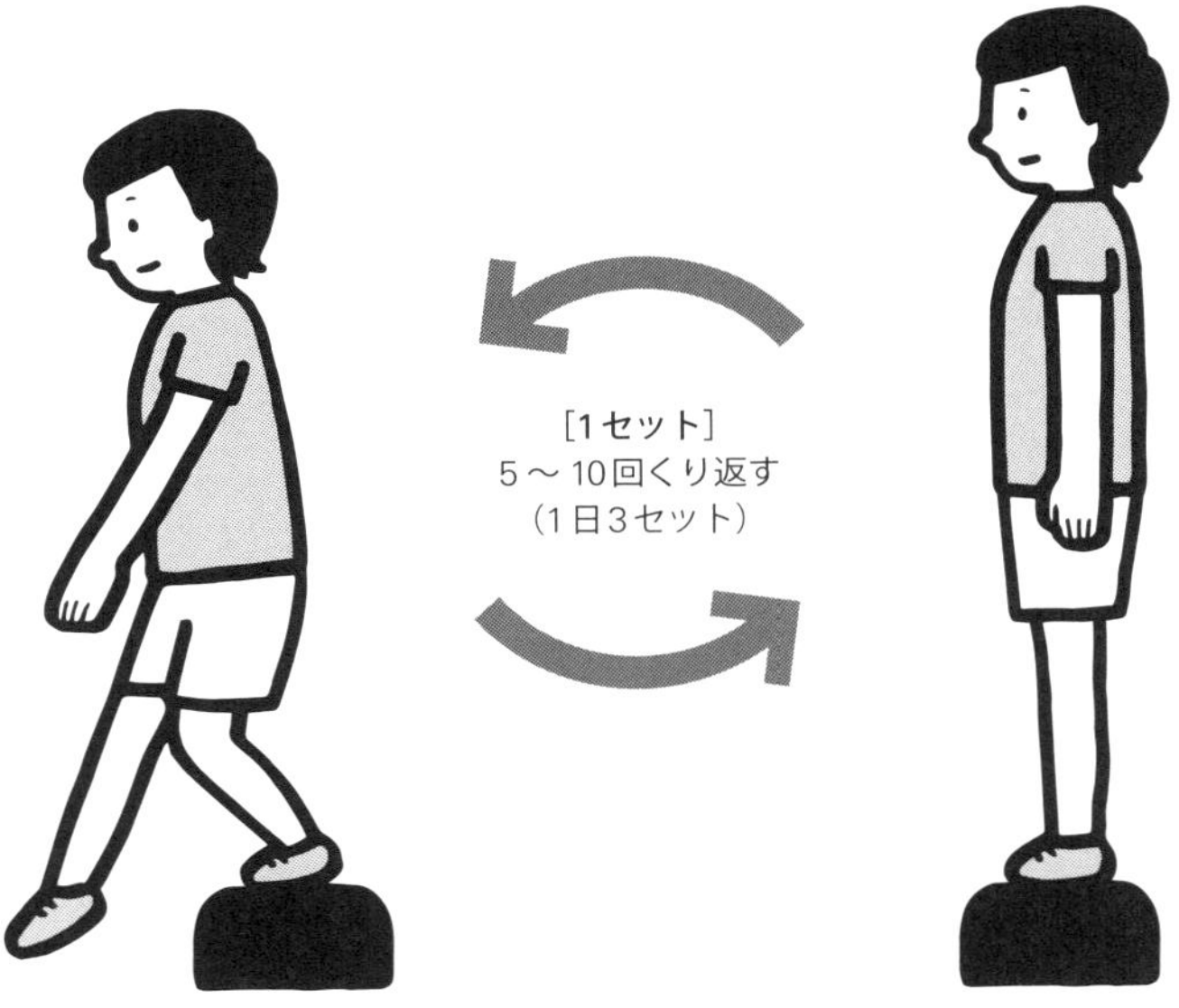

## E 30 4 腹部筋と骨盤底筋の運動

①両手両膝をつき、背すじをのばします。目は床を見るように。

②5秒で息を吸いながら、背中を丸めずに、おなかを大きくふくらませます。

③5秒で息を吐きながら、おなかをへこませ、おしっこを止めるように力を入れます。

④5～10回くり返します。これが1セットです。

⑤可能なら1日3セットおこないます。

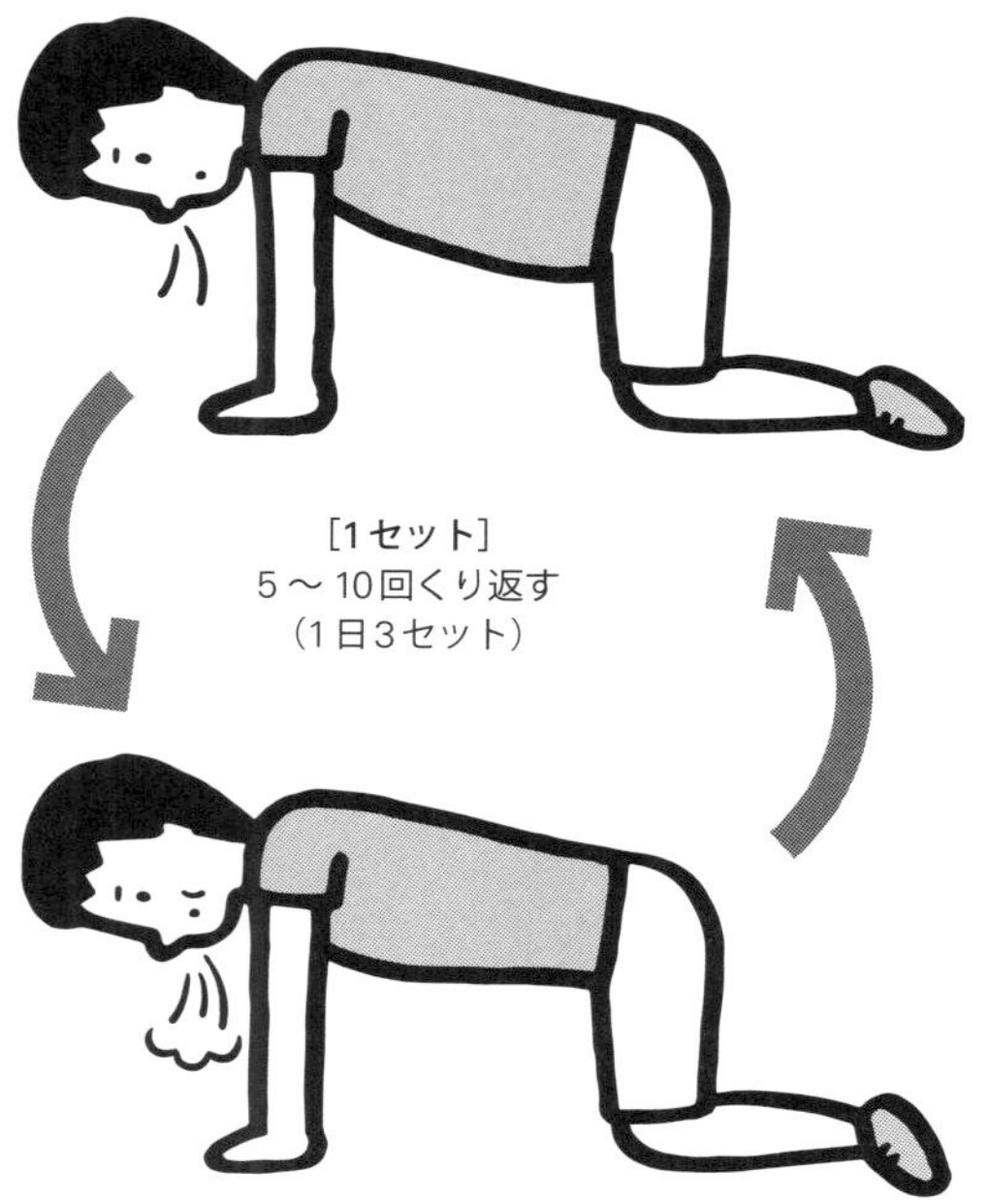

## E 30 5 腹式呼吸と骨盤底筋の運動

①あおむけになって、両足をそろえて膝を立てます。
②5秒で息を吸いながら、おなかを大きくふくらませます。
③5秒で息を吐きながら、おしっこを止めるように、肛門をきつく締めるように力を入れます。
④5～10回くり返します。これが1セットです。
⑤可能なら1日3セットおこないます。

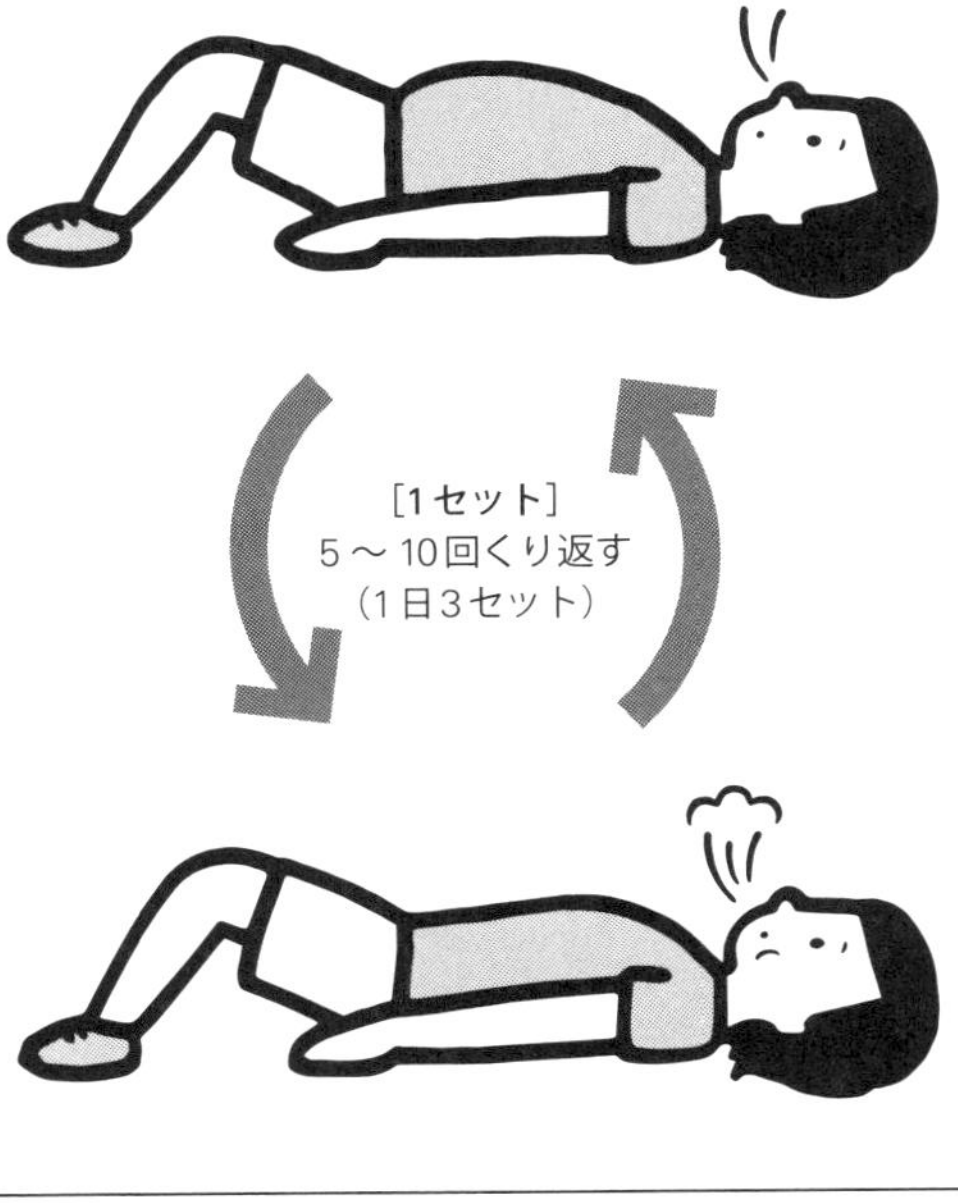

## E 30/6 骨盤底筋と股関節内側の筋肉の運動

①あおむけになって、両足をそろえて膝を立てます。

②膝の間に丸めたタオル、またはボールをはさみます。

③5秒で息を吸いながら、おなかを大きくふくらませます。

④5秒で息を吐きながら、おしっこを止めるように力を入れ、膝にはさんでいるタオルまたはボールをつぶすようにします。

⑤5～10回くり返します。これが1セットです。

⑥可能なら1日3セットおこないます。

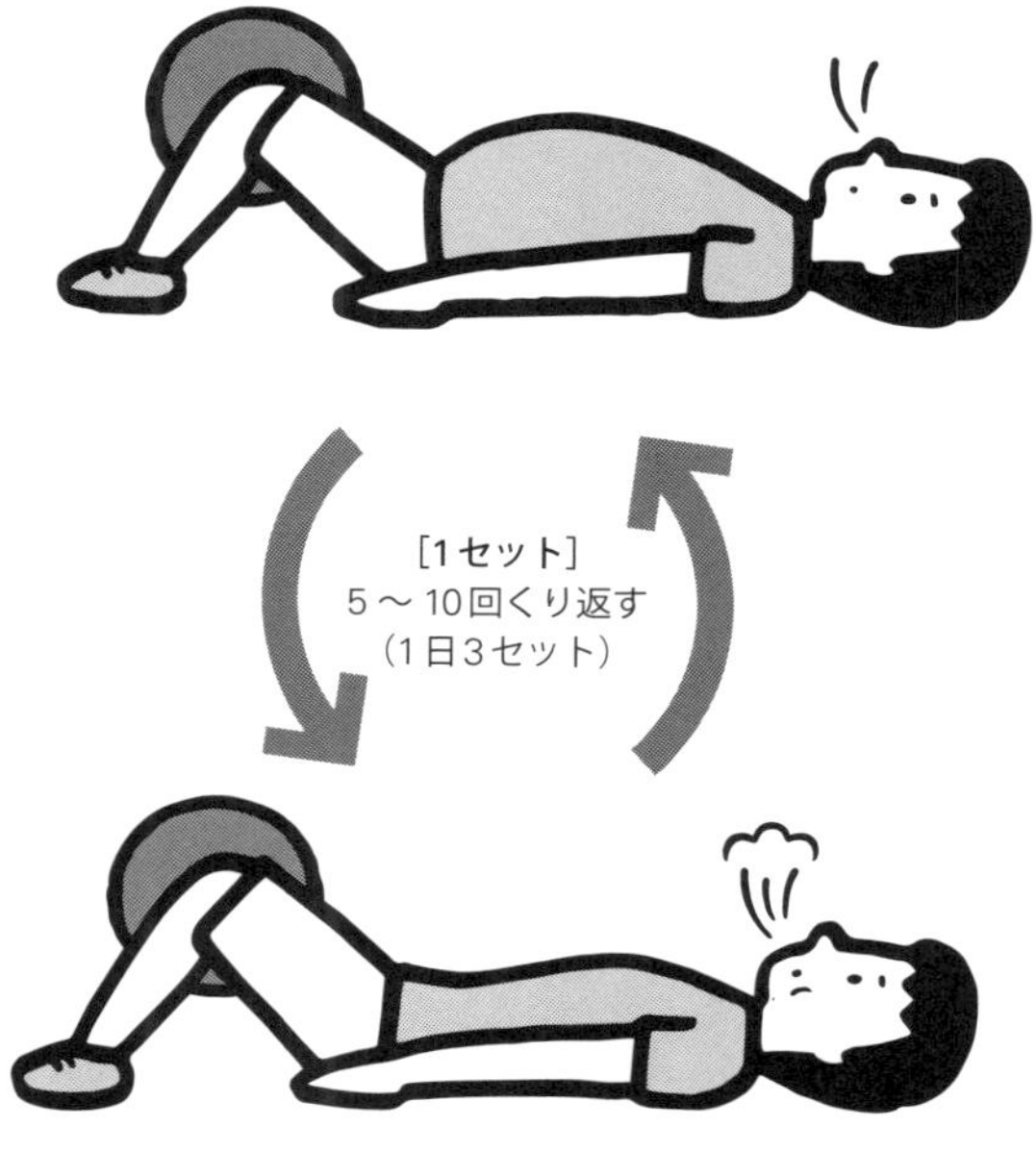

## E 30/7 骨盤底筋と股関節外側の筋肉の運動



①あおむけになって、両足をそろえて膝を立てます。

②両膝をひもなどで巻いて、すこしきつめに縛《しば》ります。

③5秒で息を吸いながら、おなかを大きくふくらませます。

④5秒で息を吐きながら、おしっこを止めるように力を入れ、足を外側に向かって開くように力を入れます。

⑤5～10回くり返します。これが1セットです。

⑥可能なら1日3セットおこないます。

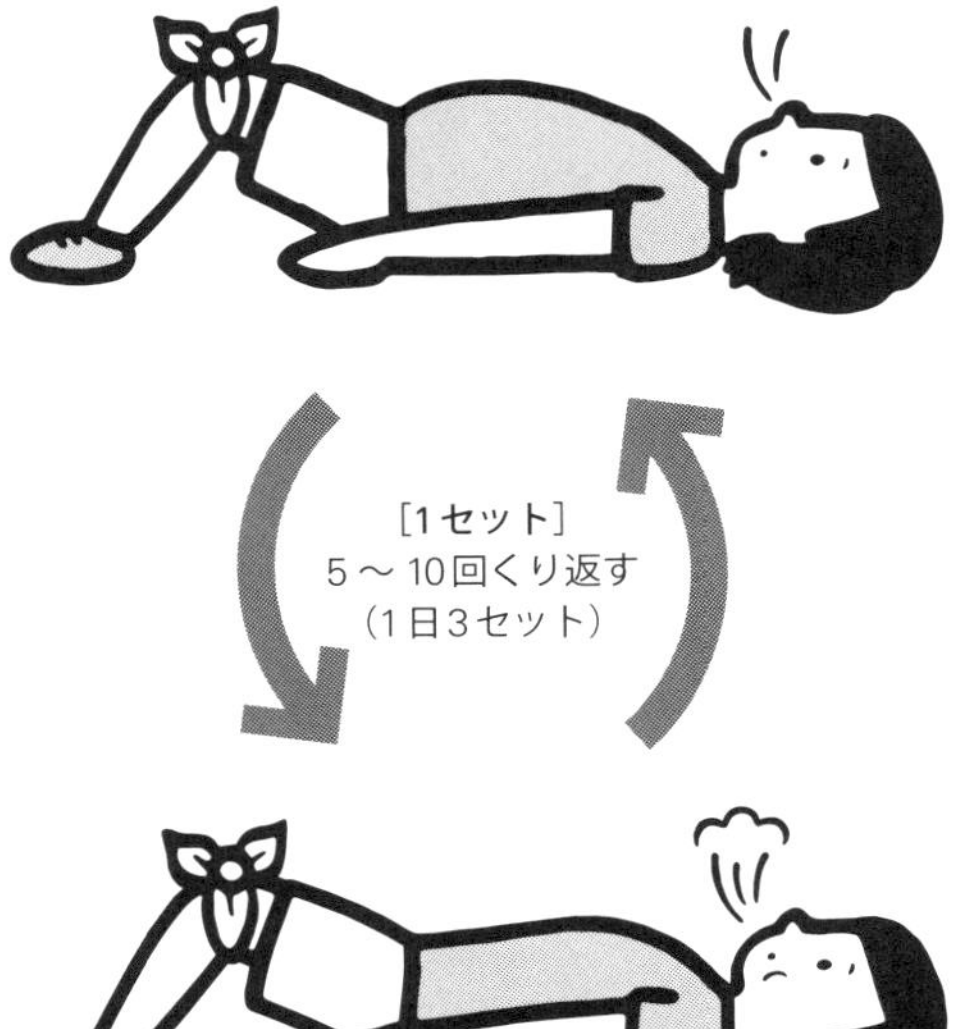

たふだんの生活の中で布団の上げ下ろしや階段の上り下りなどを心がけるのがいいでしょう。

## E 32 便秘をなおす

らくらく長生き運動療法（B-1～B-4）がおすすめです。食欲が亢進《こうしん》し、食事からとる食物繊維の量も増え、便の量や回数が増加します。

また、高齢になると、排便に必要な筋力の低下も起こってきます。運動はこれも解消するので、二重の意味でおすすめです。ただし、運動をして汗をかきすぎると脱水状態になり、かえって便秘になってしまいます。

水分管理をきちんとして運動することも重要です。

## E 33 心を明るくする

らくらく長生き運動療法、らくらく若返り運動療法、らくらく転ばぬ運動療法、らくらくケガなし運動療法など、なんでもおすすめです。運動でそれまでのイライラを忘れて爽快感を得ることができ、心が明るくなります。

週に1～2回、汗ばむ程度の軽い運動をおこなうだけで、3年後、抑うつや心理的疲弊《ひへい》があらわれるリスクや、精神神経疾患による疾病《しっぺい》休業（21日以上）のリスクを下げられるという報告もあるのです。

運動によって好ましい効果があらわれるのは、第一に、運動をすると血液の循環がよくなって、脳への酸素供給が増し、気分が爽快になり、思考能力が向上する効果が期待できるからであり、第二に、運動にともない、身体のさまざまな部分からの感覚情報が脳に入ることで、脳全体が覚醒《かくせい》する効果があるからです。

実際に、脳内のセロトニンなどの神経伝達物質が増え、脳が活性化されています。

## E 34 うつ病を予防する

らくらく長生き運動療法（B－1〜B－4）を中心とした運動がおすすめです。

うつ病にかかる危険性は、週あたりの運動消費エネルギーの合計（歩く、階段を上るなどの日常生活活動に、余暇時間におこなうスポーツを加えた消費カロリー）が週に1000キロカロリー未満であった人を基準とすると、週に1000〜2499キロカロリーの人では、17％低く、週に2500キロカロリー以上の運動消費カロリーの人では、28％も低かったことが示されています。

週に2500キロカロリーの運動消費エネルギーは、毎日約30分の運動、あるいは1万歩程度の、一般に推奨される運動量です。

すでにうつ病の人にもらくらく長生き運動療法（B－1〜B－4）は効果があります。軽度から中等度のうつ病に対しては、積極的に運動すると、うつ病が早期に回復することが示されています。

運動を続けたうつ病の人は、運動をせずに抗うつ薬だけで治療した人よりも治癒《ちゆりつ》率が高く、しかも再発率が低いのです。

## E 35 認知症を予防する

高齢になるほど認知症の発症率は上昇し、85歳以上の高齢者では、じつに3人に1人が認知症と診断され、大問題になっています。**身体活動量が多いほど認知機能低下や認知症発症の危険は小さい**です。年齢の高低や学歴の有無《うむ》に関係ありません。どんな人でも、認知症予防には運動が重要です。

認知機能低下を予防するための運動としては、らくらく長生き運動療法（B―1〜B―4）が効果的であると考えられます。

認知機能障害のない高齢者が認知症を発症するかどうかの追跡調査の結果、1回に15分以上の運動を週に3回未満しかしないグループと比べ、週に3回以上おこなったグループでは、認知症の発症率が34％も少ないことがわかりました。

しかも、認知症の発症予防効果は、もともと身体機能が虚弱《きょじゃく》だった人たちが大きかった、というのです。つまり、日頃運動をしてこなかった虚弱な人こそ、1万歩まで歩かなくても、**少し運動量を増やすだけで認知症が予防できる、**というわけです。

認知症予防のためとはいっても、年をとってから、受験勉強のように計算問題や書き取りの練習をやらされるのはたまらないなあ、と思う人もいるでしょう。それらの代わりに、運動すれば認知症予防になるとわかれば、だいぶ気が楽になる人も多いのではないでしょうか。

いったん認知症になってからでも、運動で治《なお》せるという報告も出てきました。

最近、アルツハイマー型認知症患者とその介護者に、らくらく長生き運動療法とらくらくケガなし運動を組み合わせた運動プログラムが効果的であったという報告があり、今後のさらなる研究が待たれるところです。

また、認知症の高齢者は、転倒や骨折の危険性が高く、うつ状態になっている割合も高いことから、身体の動きが急速に悪くなったり、介護負担が増大しやすい状態にあります。したがって、介護負担を減らす意味でも、認知症患者の運動療法は重要と考えられます。

## E 36 運動で脳細胞を増やす

これまで脳の神経細胞は増殖せず、細胞数は毎日減るばかり、と信じられてきました。ところが、マウスにらくらく長生き運動療法（長期的なランニング運動）をさせたところ、脳の「海馬《かいば》」というところ（記憶や学習に関係する部位です）にある脳神経細胞が、分裂して大幅に増えることが認められたのです。

つまり、**らくらく長生き運動療法をすると脳細胞が増える**のです。しかも、このマウスでは、脳細胞が増加しただけでなく、「迷路を間違わずに速く通過する」というテストの成績も向上しており、解剖学的にだけでなく、生理的にも意味のある現象であることまで明らかになりました。

すなわち、らくらく長生き運動療法による認知機能改善効果は、脳細胞の増殖で一部説明できる可能性が出てきたわけです。

また、最近では、らくらく長生き運動療法をすると、脳内の神経伝達物質（アセチルコリンなど）や神経栄養因子（ＢＤＮＦなど）が増え、それによって**神経や血管を新生させる効果がある**ことも明らかになりました。

さらに、認知症の代表にアルツハイマー病がありますが、らくらく長生き運動療法をすることで、アルツハイマー病の原因物質として有力視されている脳内の「アミロイドβ《ベータ》タンパク質」という物質の増加が抑えられたり、脳神経細胞破壊作用のある「インターロイキン-1β《ベータ》」や「ＴＮＦ-α《アルファ》」という物質の放出が抑えられたりすることまで報告されています。

　動物とヒトで効果に違いがないかなどの、今後のさらなる検討が必要でしょうが、運動の持つ偉大な力が予想以上にすごいことがわかっていただけるのではないでしょうか。

## コラム　「らくらく運動療法」以外の運動についての豆知識

### ○スロトレ

スロトレはスロートレーニングの略で、その名の通りゆっくりおこなう運動のことです。スクワットなら3秒かけてゆっくりしゃがみ、そこで1秒止まってから、3秒かけてゆっくり立ちあがります。

しかし、この動きは筋肉から力を抜くポイントがいっさいないので、負荷《ふか》が軽くても結構ハードです。それでも、運動をしている間、ずっと筋肉の緊張を保つことで筋肉量を増やしやすい運動です。スロトレ中に息を止めないように注意しますが、1つの動作が5回程度で限度の強い運動なので、スロトレは有酸素運動ではなく、無酸素運動にあたります。循環器系の病気がある人は避けたほうがよいでしょう。

アドレナリン、ノルアドレナリンといったホルモンも出ます。これらには体脂肪を分解し、エネルギー源として消費されやすい形にしてくれる働きがあります。その効果は1時間程度です。

また、筋肉の発達をうながし新陳代謝を高める成長ホルモンが増えるので、運動のあと数時間にわたり体脂肪が燃焼しやすい状態になります。

成長ホルモンは子どもから大人に成長する過程で盛んに分泌《ぶんぴつ》され、筋肉や骨の成長を助長しますが、大人でも分泌され体脂肪の分解をうながすことがわかっています。スロトレの約1時間後からはじまり、じつに5〜6時間程度も続きます。

筋肉がついて基礎代謝が上がるには最低でも1ヵ月はかかりますが、スロトレをしたらすぐに脂肪が落ちはじめるのは、これらのホルモンの作用なのです。

スロトレでは筋肉の力をゆるめず動きます。本来、筋肉を鍛えるためには、重いものを持ちあげたり押したりする強い力が必要ですが、スロトレの場合、軽い力でゆっくり動くにもかかわらず筋肉が鍛えられます。

その理由は軽い負荷をかけるだけなのに、重い負荷をかけたかのように筋肉を〝だます〟からなのです。運動中に、膝を曲げきる、あるいはのばしきることなく常に筋肉に力を入れつづけるので、その間は筋肉が収縮し、筋肉内の血流が制限されつづけた状態になります。

この状態が重い負荷をかけて運動したときと似ているので、身体は「激しい運動をした」ときと同じように反応し、筋肉を発達させるのです。

「スロトレ」の主なルールは、①ゆっくり動かす、②関節をロックさせない（ノンロック）、すなわち運動中に筋肉を休ませないために、のばしきらない、曲げきらない、③呼吸を意識する、すなわちバーベルは持ちあげるときに息を吐き、下ろすときに吸うが、スロトレの場合、ふーっと息を吐きはじめ、その1秒後にエクササイズを開始する、④無理をしない、すなわち5〜10回くり返せるくらいの負荷が適切、とします。

スロトレは回数、強度よりも安定した正確なフォームのほうが重要です。スロトレは1日10分程度、1週間に2〜3回おこないます。ただし毎日おこなっても問題はありません。

また、スロトレをおこなうと、体脂肪を分解しやすい状態になるので、トレーニングはできるだけ身体を活動させる前、つまり1日のスタート時や外出する前、また入浴前などにおこなうことがベストです。

太りにくい身体をつくるだけでなく脂肪を燃焼したい人は、サイクリングやウォーキングなどの有酸素運動をスロトレに組みこんでください。

そのとき、先にスロトレをおこなうと、分泌される成長ホルモンの効果で脂肪分解が進み、有酸素運動に移った際に脂肪燃焼効果が大きくなるのです。

筋肉のアフターケアに気を配るなら、スロトレのプログラムをすべて終えたあとに、全身の基本ストレッチングをおこなうといいでしょう。

そのほか入浴やマッサージ、のんびりペースのウォーキングといった軽い有酸素運動も、筋肉のケアとしておすすめです。

## ○スロージョギング

スロージョギングというのは、笑顔を保てる「ニコニコペース」でゆっくりと走ることです。ニコニコペースは隣の人とおしゃべりをしたり、鼻歌を歌ったりしながら走れるペースで、ランニング経験のない人なら時速4～5キロくらいが多いです。

スピードは歩いているのと変わらないです。このペースだと、息も切れないので、運動不足の人でも10分、20分と走りつづけることができるのです。

同じ速度のウォーキングと比べて約2倍のエネルギーを消費するため、減量効果も高くなります。

スロージョギングには、適した走り方もあります。いわゆる「フォアフット」着地、「つま先で走る」といいますが、厳密には、足の指のつけ根、土踏まずに近いあたりで着地する走法です。ランニング時にかかる衝撃圧を比べると、かかと着地はフォアフット着地の3倍大きくなることがわかっています。

衝撃が少なければ、より長時間走れるので、ケガをしにくくなるのもメリットです。

スロージョギングは、速く走るわけではありませんから、腕を大きく振る必要はありません。肘を90度に曲げたら、肩の力を抜いて、自然に軽く振ればよいです。走る姿勢は、腰を高く保ち、背筋をのばして、あごを上げ、身体に1本の柱が通っているイメージで走ります。

呼吸も気にする必要はありません。口を開けて、自然にまかせてください。呼吸は心臓とともに、最適に動くようオートコントロールされているのです。ただし、息が上がるようであれば、ニコニコペースを超えてしまっているので、ペースを落とします。

# おわりに――「らくらく運動療法」はローリスク、ローコスト、ハイリターン

さて、読者のみなさんに改めて質問します。

運動は何のためにおこなうのでしょうか？

ここまで、「安静の害」と「運動の益」について詳しくお話ししてきたとおり、現代人の私たちは、まず「安静の害」を避けるべく日常生活を送る必要があります。

安静を避けることで、がん、心筋梗塞《しんきんこうそく》、脳卒中《のうそっちゅう》、糖尿病《とうにょうびょう》、肥満、高血圧といった、寿命を短くする重大な病気が予防できます。また、不安、うつ病、認知症、便秘、近視、インポテンツ、早産など、生活を送るうえで不快な症状を、避けることもできるのです。

みなさんには「安静の危機」を乗り越え、豊かな人生を歩んでいただきたいものです。

**「安静の危機」を乗り越えた先には、本来の人間らしい生活が待ち受けています。**

すなわち、運動は楽しく長生きするための手軽な道具であり、それが無駄な出費をすることなく簡単に手に入るのです。

もちろん、長い人生ですから、途中でいろいろな不調が生じ、重大な病気にかかることもあるかもしれません。しかし、その場合でも、運動は、リハビリの中心的な存在として、私たちのそばにあります。

「らくらく運動療法」にお金はかかりません。また、

散歩はとても安全な運動メニューでもあります。しかも、効果が確実です。

まさに**「らくらく運動療法」は、ローリスク、ローコスト、ハイリターン（安全で、安価で、効果が高い）という理想的な医療**といえるのではないでしょうか。

自分一人ではなかなか実行できないので、日にちを決めて家族の応援を得るなどの方法も考えられます。自分が主役なのですから、自分にとって楽しく、続けやすいものは何か、試行錯誤して探してみてもよいでしょう。

**とりあえず、はじめてみましょう。挫折《ざせつ》したら、ひと休みして、また再開しましょう。その積み重ねで運動習慣がついていくのです。**

体力の低下は、医療費など社会的なコストの増加にもつながります。

生活習慣が医療費に与える影響を明らかにするためにおこなった、東北大学の研究者の調査によると、宮城県内においては、肥満で運動不足の喫煙者は、適正体重を維持し毎日の運動量が多い非喫煙者より、医療費が約47％も上回っていました。

少子化と寿命の延長により、わが国は世界一の超高齢社会になりましたが、多くの人が「安静の危機」に陥《おちい》っています。

読者のみなさんが自宅や職場で積極的に身体を動かし、「安静の危機」から脱却して健康を享受《きょうじゅ》されることを願って筆をおきます。

# 参考文献


Yasujima M. Abe K. Kohzuki M. et al.: Atrial natriuretic factor inhibits the hypertension induced by chronic infusion of norepinephrine in conscious rats. Circ Res 57: 470-474. 1985.

Kohzuki M. et al.: Localization and characterization of endothelin receptor binding sites in rat brain visualized by in vitro autoradiography. Neuroscience 42: 250-260. 1991.

Kohzuki M. et al.: Rehabilitating patients with hepatopulmonary syndrome using living-related orthotopic liver transplant: A case report. Archives Physical Med & Rebabilitation 81: 1527-1530. 2000.

Kohzuki M. et al. Renal-protective effects of chronic exercise and antihypertensive therapy in hypertensive rats with renal failure. J Hypertens 2001; 19: 1877-1882.

Kurosawa H. Kohzuki M: Visualization of airflow limitation in emphysematous lung. N Eng J Med 350: 1036. 2004.

Ebihara S. Kohzuki M. Taste disturbance by angiotensin-converting enzyme inhibitors/angiotensin-2 receptor blockers. Kidney Int. 77: 649. 2010.

Ebihara S. Freeman S. Ebihara T. Kohzuki M. Missing centenarians in Japan: a new ageism. Lancet 376(9754): 1739. 2010.

Kohzuki M. Renal rehabilitation: present and future perspectives. Hemodialysis (ed. Suzuki H) Intech. pp. 743-751. 2013.

Kohzuki M. et al. A paradigm shift in rehabilitation medicine: from "adding life to years" to "adding life to years and years to life". Asian J Human Services 2: 1-8. 2012.

Kohzuki M. Paradigm shift in rehabilitation medicine in the era of multimorbidity and multiple disabilities (MMD). Physical Medicine and Rehabilitation International 1(2): id1006. 2014.

米国国立保健研究所・老化医学研究所著、高野利也訳『50歳からの健康エクササイズ』岩波書店、二〇〇一年

中村隆一監修『入門リハビリテーション医学　第3版』医歯薬出版、二〇〇七年

中村耕三編『ロコモティブシンドローム』メディカルレビュー社、二〇一二年
長澤純一編著『体力とはなにか―運動処方のその前に―』ナップ、二〇〇七年
林泰史著『自立への介助とリハビリ』山海堂、二〇〇一年
佐藤祐造、川久保清、田畑泉、樋口満編『健康運動指導マニュアル』文光堂、二〇〇八年
日本臨床編『日本臨床増刊号　身体活動・運動と生活習慣病』日本臨床社、二〇〇九年
佐藤祐造編『運動療法と運動指導　第二版』文光堂、二〇〇八年
浅野勝己、田中喜代次編著『健康スポーツ科学』文光堂、二〇〇四年
日本体力医学会体力科学編集委員会監訳『運動処方の指針　運動負荷試験と運動プログラム　原書第八版』南江堂、二〇一一年
田中喜代次、藪下典子著『どこでもできる！　一人でできる！　大人の体力測定』メディカルトリビューン、二〇一四年
木場克己著『腹を凹ます体幹力トレーニング』三笠書房、二〇一二年
石井直方著『1日10分すごくかんたんな体操で寝たきりにならない体になる！』アスコム、二〇一二年
湯浅景元著『ササッとできる「7秒」若返り体操』講談社、二〇〇七年
上月正博著『変わるリハビリ』ヴァンメディカル、二〇〇六年
上月正博、長谷川敬一編著『実践すぐに使える！　リハビリマスターガイド』中外医学社、二〇一一年
上月正博、高橋哲也編著『リハビリ診療トラブルシューティング』中外医学社、二〇〇九年
上月正博、伊藤修編著『イラストでわかる患者さんのための心臓リハビリ入門』中外医学社、二〇一二年
上月正博編『新編　内部障害のリハビリテーション』医歯薬出版、二〇〇八年
上月正博編著『腎臓リハビリテーション』医歯薬出版、二〇一二年
上月正博編著『心臓リハビリテーション』医歯薬出版、二〇一三年
上月正博編『糖尿病のリハビリテーション実践マニュアル』全日本病院出版会、二〇一〇年
上月正博編『リハビリスタッフに求められる薬・栄養・運動の知識』南江堂、二〇一〇年
上月正博著『リハビリ専門医が教える健康な人も病気の人も幸せと元気をよぶ「らくらく運動」』晩聲社、二〇一四年
上月正博編著『こんなときどうする？　リハビリテーション臨床現場のモヤモヤ解決！』医歯薬出版、二〇一四年
上月正博編著『重複障害のリハビリテーション』三輪書店、二〇一五年

# あとがき

ちまたには医療の国家資格とは無縁の人が書いた健康に関する怪《あや》しい本が溢《あふ》れ、それがまた大いに売れています。その背景には、楽で早く効果を得られる運動を希望する人が多いこと、医療の国家資格のある人の言うことはむずかしすぎること、長々と待たされた挙句《あげく》に大金を払わされ、親切に診《み》てもらえないこと、などさまざまな要因があると思います。

本書では、「安静の危機」を説きつつ、科学的根拠に基《もと》づいた運動療法やリハビリの重要性を、わかりやすく説明するように心がけました。さらに、便利で運動不足の生活習慣を改めるのに、いちばん苦労の少ない方法を紹介しました。

本書は、みなさんが元気で長く健康でいられるように、また、病気を抱えておられる患者さんやそのご家族が、医療スタッフとお話をされる際、ガイドの役割が果たせるように、運動医学やリハビリ医学の最新情報も詰めこみました。

脳科学の研究で、精神と肉体は関連しあっており、運動が精神（脳活動）を活発化することも明らかになってきました。ウォーキングなどの有酸素運動が、脳の機能を改善する最強の手段であることがわかったのです。

運動により不安やうつが軽くなり、記憶もよくなります。記憶に関係する脳の海馬《かいば》の細胞が増え、毛細血管数が増え、頭の活性化が図《はか》られます。

「人生において成功するために、神は人に二つの手段を与えた。それは教育と運動である。これはしかし、前者によって魂《たましい》を鍛《きた》え、後者によって体を鍛えよ、ということではない。その両者で魂と体の両方を鍛えよ、というのが神の教えだ。この二つの手段によって、人は完璧な存在となるのだ」とは古代ギリシャの哲学者プラトンの言葉ですが、紀元前4〜5世紀にすでに精神と肉体の関係を喝破《かっぱ》していたことに驚嘆の念を禁じえません。

しかし、なぜ運動習慣はつけにくいのでしょうか。

本書の冒頭でも述べたように、運動をやろうと思っても運動靴を探したりしている間に20秒以上たってしまうと、決意がゆらいでやる気がなくなってしまう「20秒ルール」というものがあるのだそうです。

「たいへんな仕事だと思っても、まず、とりかかってごらんなさい。仕事に手をつけた、それで半分の仕事は終わってしまったのです」とは古代ローマの詩人アウソニウスの言葉です。

「らくらく運動療法」をおこなうのに、特別な器具も時間も必要ありません。すきまの時間を利用して、いったんはじめてしまえば、その気持ちよさにクセになります。わざわざ時間をとってスポーツをすることだけが運動ではありません。日々の行動も運動の一部と考えて、つねに活動的に動くことも、体形の変化におおいに影響するのです。

本書の出版にあたっては、さくら舎の古屋信吾さん、猪俣久子さんにたいへんお世話になりました。この場を借りて厚くお礼申しあげます。

本書が、読者のみなさんが「安静の危機」から脱却する一助となれば幸いです。

上月正博《こうづきまさひろ》

**●著者略歴**

一九五六年、山形市に生まれる。一九八一年、東北大学医学部を卒業。メルボルン大学内科招聘研究員、東北大学医学部附属病院助手、同講師を経て、二〇〇〇年、東北大学大学院医学系研究科障害科学専攻内部障害学分野教授、東北大学病院内部障害リハビリテーション（リハ）科長、二〇〇二年、同リハ部長。二〇〇八年、同障害科学専攻長。日本腎臓リハ学会理事長、アジアヒューマンサービス学会理事長、日本リハ医学会副理事長、日本心臓リハ学会理事、東北大学医師会副会長、国立大学病院リハ部門代表者会議会長などを歴任。医学博士。リハ科専門医、総合内科専門医、腎臓専門医、高血圧専門医。

著書には『リハビリ専門医が教える健康な人も病気の人も幸せと元気をよぶ「らくらく運動」』（晩聲社）、『イラストでわかる患者さんのための心臓リハビリ入門』（中外医学社）など多数。

「安静《あんせい》」が危《あぶ》ない！　1日《にち》で2歳《さい》も老化《ろうか》する！
――「らくらく運動療法《うんどうりょうほう》」が病気《びょうき》を防《ふせ》ぐ！　治《なお》す！

二〇一五年八月八日　第一刷発行

著者　上月正博《こうづきまさひろ》

発行者　古屋信吾

発行所　株式会社 さくら舎　http://www.sakurasha.com
〒一〇二-〇〇七一　東京都千代田区富士見一-二-一一
電話（営業）〇三-五二一一-六五三三
　　（編集）〇三-五二一一-六四八〇
FAX　〇三-五二一一-六四八一
振替　〇〇一九〇-八-四〇二〇六〇

装丁・本文デザイン　平澤智正

イラスト　平澤みのり

印刷・製本　中央精版印刷株式会社



ISBN978-4-86581-021-9

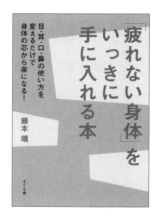